心房細動 ホットバルーン カテーテルアブレーション

葉山ハートセンター
佐竹修太郎 著

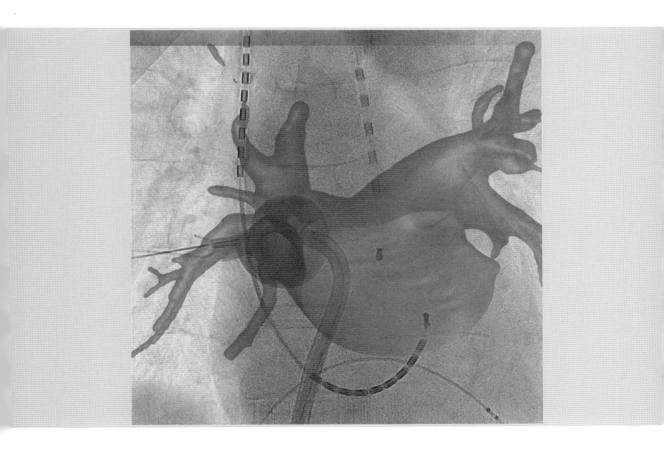

金芳堂

はじめに

　本邦では癌が死因の第一位となっていますので，心房細動はそれほどには注目されてきませんでした．"心房細動なんて心電図の皺のようなもので，歳をとれば結構みられますし，ほっておいても大丈夫ですよ"と告げる医師が過去にはかなりいました．しかし，ここ10年でこれは恐るべき疾患であることが巷でもうわさになるようになりました．心房細動によって心房内の血流が鬱滞して血栓が生じ，これが遊離して全身循環に乗り，脳動脈を急激に完全閉塞すると，副血行路が発達しないので重篤な脳梗塞を生じます．また，腎動脈主幹部を閉塞すると腎梗塞を生じて腎不全をきたし，腸管膜動脈を閉塞すると腸管壊死を生じて死に至ります．全身臓器を侵すという点では癌に匹敵します．

　心房細動の治療としては，生活習慣の改善が第一です．アルコールの過度の摂取や不眠は心房細動を誘発します．次に薬物療法が適用されますが，これには抗凝固剤と抗不整脈剤があります．抗凝固剤は血栓形成を抑制しますが，出血傾向を助長します．抗不整脈剤は一時的な抑制効果はありますが根治力はなく，長期使用すると耐性による心房細動の再発や副作用もありますので，予後を改善しません．

　心房細動の根治的治療法としては，COXのMAZE手術が開発されましたが，開心術を必要とするため弁膜症に合併する心房細動以外には余り適応されません．今から20年ほど前，フランスの医師ハイサゲルは心房細動の主な発生源が肺静脈にあることを発見し，カテーテルアブレーションで肺静脈を隔離すると，多くの発作性心房細動が治ることを突き止めました．ここから心房細動治療の新しい時代が始まりました．

　通常の高周波カテーテルアブレーション法では直径7Fの細い電極カテーテルを用いますので，1回で焼灼できる範囲が小さく，心房細動発生源の肺静脈口を完全隔離するには多数回の通電を要します．電極から高周波電流を直接組織に通電して焼灼しますので，電極温度と組織温度は乖離します．イリゲーションカテーテルでは，血栓を防ぐため電極を冷却しますので，この乖離はさらに大きくなります．モニターしている電極温度は低くても，組織温度は時に80℃を超えて血栓塞栓が起こり，100℃に達するとポップ（水蒸気破裂）が起こり心タンポナーデを合併します．

　このような合併症を避けるため高周波ホットバルーンカテーテルを開発しました．カテーテル先端にはポリウレタン製の弾性バルーンが設置され，内部には高周波通電用電極と温度センサーが付属しています．バルーンを生理食塩水と造影剤の混合液の注入により適切な大きさに拡張させ，肺静脈口全周囲組織に圧着します．バルーン内電極に高周波電流を通電し70℃まで加熱し，カテーテルシャフトを介して振動エネルギーを送りバルーン内を撹拌してバルーン温度を均一化します．このホットバルーンからの熱伝導により接触組織が加熱され，2～3分間の通電1回で肺静脈隔離が達成できます．組織の加熱温度は70℃以下ですので，血栓塞栓やポップは生じず，安全な治療法といえます．

米国製のバルーンアブレーションデバイスとしてはクライオバルーンとレーザーバルーンがあります．クライオバルーン（冷凍バルーン）は笑気ガスでバルーン内を−50℃に急速冷却し，バルーンと接触する組織を冷凍凝固します．このとき，細胞内や細胞間組織に氷が形成されると，細胞膜や組織構築を破壊するのでCK-MBが急上昇します．笑気ガスが血液中に漏出したら重篤な合併症が起きるため，バルーンはPETの二重膜でできています．直径24mmと28mmの2種類しかないため，様々な形状の肺静脈のすべてに適合するわけではありません．また，安全装置としての圧力センサー，温度センサーやガス漏れセンサーが付属した複雑な構造ですので，設定や操作に時間がかかります．

　レーザーバルーンはバルーン中心部から肺静脈口に向かってレーザー光線を30°ずつずらしながら発射してピンポイントで焼灼しますので，一つの肺静脈口を隔離するには12回の照射を必要とします．レーザー照射温度は70〜80℃と臨界的ですから，バルーンに血栓が生じてピンホールが発生するのを防ぐため，内視鏡で観察しながら焼灼します．バルーン内の気泡を完全に除去しないと乱反射して内視鏡でみえないので，プライミングにも時間がかかります．

　高周波ホットバルーンカテーテルはこれらと比べるとシンプルな構造であり，より安全に，より迅速に肺静脈を隔離して心房細動を治療する最終的治療法と考えております．

謝辞
　本研究を進めるにあたり，葉山ハートセンターでご協力を頂いた曽原寛先生，田中一司先生，山口善夫先生，武田寛先生，上野秀樹先生並びに日本メディックスの長谷部一成氏と東レ株式会社の皆様に深謝します．

2017年3月　佐竹修太郎

目　　次

Ⅰ部　心房細動の機序と治療法 ——————————————————— 1
　1　心房細動の発生機序　2
　2　心房細動の保存的治療　6
　3　心房細動の薬物療法　6
　　1）抗凝固療法　6
　　2）抗不整脈剤　7
　4　心房細動の根治的治療　7
　　1）通常のラージチップ電極を用いたカテーテルアブレーション　10
　　2）イリゲーション電極によるカテーテルアブレーション　12
　5　ホットバルーンアブレーション　13
　　1）ホットバルーンアブレーションの原理　13
　　2）ホットバルーンと標的組織との接触と高周波出力　16
　　3）ホットバルーンの焼灼深度　17
　6　クライオバルーンアブレーションとの比較　20
　7　動物実験　21
　　1）上大静脈隔離　21
　　2）肺静脈隔離　23

Ⅱ部　ホットバルーンカテーテルの実施 —————————————— 27
　1　ホットバルーンアブレーションの原理　28
　2　心房中隔穿刺とガイドシース：トレワルツの挿入　31
　3　ガイドシース（トレワルツ）へのバルーンカテーテルの挿入　34
　4　肺静脈隔離（Pulmonary Vein Isolation）　35

Ⅲ部　臨床例 ———————————————————————————— 45
　症例1　一般的な症例における心房細動ホットバルーンアブレーションの手順　46
　　1　事前の検査　46
　　2　心房細動ホットバルーンアブレーション　50
　　　1）PV 電位の記録　50
　　　2）EP ナビゲーター　50
　　　3）PV 隔離アブレーションの順番　50
　　　4）RSPV 口周囲の焼灼　53
　　　5）RIPV 口周囲の焼灼　55
　　　6）LSPV 口周囲の焼灼　58
　　　7）左側天蓋部と左 Carina の焼灼　60

8）LIPV 口周囲の焼灼　　61
　　3　アブレーション後の PV 電位と左心房電位　　63

症例2　肺静脈口が拡大し PV から LA の移行が緩やかな症例　　65
　　1）RSPV 口周囲の焼灼　　67
　　2）RIPV 口周囲の焼灼　　67
　　3）LSPV 口周囲の焼灼　　70
　　4）LIPV 口周囲の焼灼　　71

症例3　発達した左右上肺静脈が鋭角的に交差している症例　　73
　　1）RSPV 口周囲の焼灼　　75
　　2）RIPV 口周囲の焼灼　　77
　　3）LSPV 口周囲の焼灼　　78
　　4）LIPV 口周囲の焼灼　　79
　　5）アブレーション 1 年後　　80

症例4　LSPV と左心耳間のリッジは発達せず，LIPV 口と RIPV 口の
　　　　周囲リッジが発達した症例　　81
　　1）RSPV 口周囲の焼灼　　83
　　2）RIPV 口周囲の焼灼　　85
　　3）LSPV 口周囲の焼灼　　87
　　4）LIPV 口周囲の焼灼　　89

症例5　LSPV 口周囲のリッジが発達している症例　　91

症例6　LSPV 本幹が扇型を示している症例　　94

症例7　PV 径が拡大して左心耳との間のリッジが発達している症例　　98

症例8　ガイドワイアーの肺静脈分枝へ挿入部位を変更することにより
　　　　PV 隔離に成功した症例　　101

症例9　肺静脈破格の症例　104
　　1）左肺静脈共通口　Left Common PV Ostium　104
　　2）上下肺静脈間に中静脈が存在する場合　106
　　3）下肺静脈共通口　108

IV部　アブレーション戦略・合併症・応用 ──────────────113
　1　BOX　Isolation　114
　2　大静脈間領域ブロックライン　119
　3　合併症を防ぐ手段　123
　　1）肺静脈狭窄の予防　123
　　2）横隔神経麻痺の予防　128
　　3）食道潰瘍の予防　132
　　4）脳梗塞とTIA　136
　　5）心タンポナーデ　136
　　6）大腿静脈穿刺部位の血管合併症　137
　　7）術後心内膜炎　137
　4　ホットバルーンの応用　138
　　1）血管形成術への応用　138
　　2）ガンへの応用　140

おわりに ──────────────────────────────142

索引 ────────────────────────────────143

I 部

心房細動の機序と治療法

1　心房細動の発生機序

　正常では自動能のある洞結節より電気信号が規則的に発生し，この信号が刺激伝導系を伝わり，心臓を1分間60から130回にて収縮させる．ところが心房細動では洞結節以外のところから1分間350回を超える高頻度の電気信号が発生するため，心房は1対1に対応しきれず，規則的な動きを失い心房細動となる．この異常電気信号の発生メカニズムはリエントリー，異常自動能とTriggered Activityがある．開始機序にはこれらすべてが当てはまるが，維持機序はリエントリーと考えられている．リエントリーの成立には興奮旋回路と遅い伝導路と不応期のばらつきとが必要であるが，心房と連結する胸部静脈の中にはこれらの条件を満たす場所が存在する（図1）．

　発生学的にみると心房は前面の心房原器と後面の静脈洞原器よりなる（図2）．発生初期には静脈洞原器の中に無数の自動能を有する細胞が散在する（図3）．これらは発生が進むとともに洞結節と房室結節に収束し，刺激伝導系の重要な構成要素となる（図4）．ところが発生が進み個体が完成しても，初期にみられた自動能を有する細胞は完全には消滅しない．細胞学的に検索すると洞結節様細胞は肺静脈，マーシャル静脈，冠状静脈や上大静脈の入口部を中心に残存している．これら洞結節様細胞は自動能を有すると同時にslow responseの特性による遅伝導を司る．一方，解剖学的にみると，これら静脈内には心筋スリーブの発達がみられ，静脈口には輪状筋が存在しているが，これは構造的には旋回路とみなすことができる．このように，心房に流入する静脈の周囲にはリエントリーの成立する条件が備わっているのである．心房固有筋のようなfast responseを有する細胞の電位は，通常の電気生理学的検査で記録可能であるが，slow responseを有する洞結節様細胞の電位は重要な不整脈構成因子でありながら，臨床電気生理検査では正確に記録できないため，心房細動の解析は遅々として進まないのである．

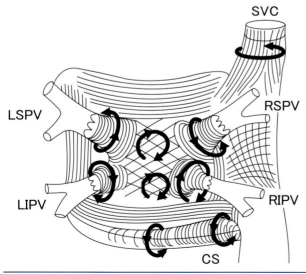

SVC: Superior Vena Cava／上大静脈
RSPV: Right Superior Pulmonary Vein／右上肺静脈
RIPV: Right Inferior Pulmonary Vein／右下肺静脈
LSPV: Left Superior Pulmonary Vein／左上肺静脈
LIPV: Left Inferior Pulmonary Vein／左下肺静脈
CS: Coronary Sinus／冠静脈洞

図1　心房−胸部静脈間リエントリー

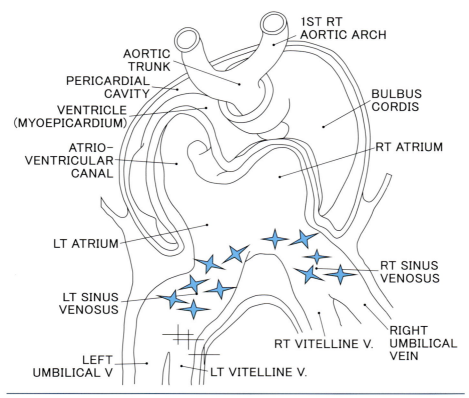

図2　発生初期の心房原器と静脈洞原器
静脈洞原器に無数のペースメーカー

　さらに，心房細動が持続すると心筋のリモデリングが生じると言われている．心筋が高頻度で反復興奮させられると，その電気生理学的特性が変化し不応期が短縮する．不応期の短縮はリエントリーを持続させる．また，心房筋は高頻度で興奮させられ続けるので心筋の障害を起こし，線維化組織が間質に増え，伝導ブロックや緩徐伝導を生じてリエントリー性不整脈発生の基質となる．
　心房細動の発生には自律神経が大きく関与している．Chengらの論文にあるようにPV周囲には自律神経節（ガングリオン）があり，これがアセチルコリンやアドレナリンを分泌して心房筋の伝導速度や不応期を変化させる．不応期や伝導速度がばらつくと，一方向性ブロックや緩徐伝導を発現し，リエントリーの形成や自動能の発生に関与する（図5）[1〜7]．

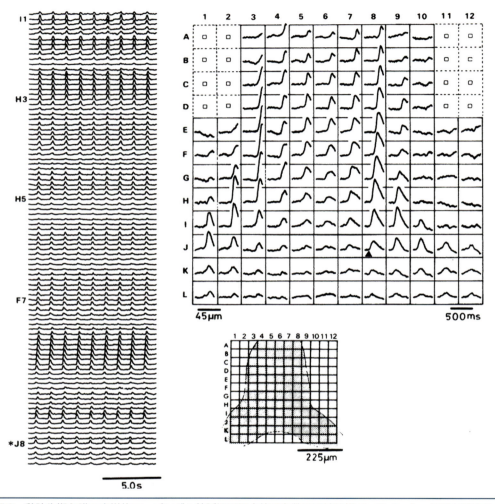

図3 鶏胎生期心臓の光学的マッピング：静脈洞原器全体に多数の洞結節様ペースメーカー細胞を認める
Kamino K. et al. Physiol Rev. 1991 より転載[1]

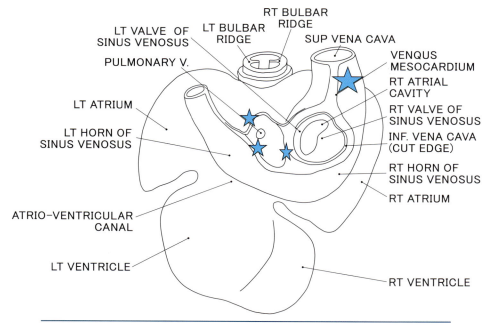

図4　発生後期の心房原器と静脈洞原器
ペースメーカー細胞の多くが洞結節に収束するが，一部が静脈洞原器由来の左房後壁から肺静脈口周囲に残存する

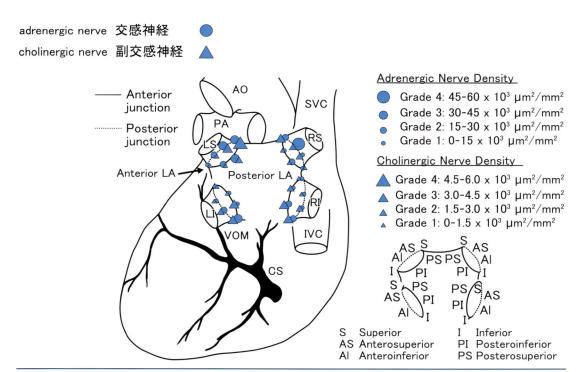

図5　肺静脈周囲の自律神経支配：肺静脈口周囲には多数の交感神経節系と副交感神経系の細胞が集積
Tan AY. et al. J Am Coll Cardiol. 2006 より転載[2]

2　心房細動の保存的治療

　規則正しい生活によって体のリズムを整え，自律神経を安定化することが大切である．特に不眠は自律神経の失調をきたすので，睡眠時間には気を払うべきである．アルコールは心房不応期を短縮し，速いリエントリーを成立させ心房細動の持続に関与するので，酒はほどほどにするのがよい．またコーヒー，紅茶，日本茶もカフェインを含むので摂取しすぎは心筋の自動能を亢進させ，心房期外収縮が多発し，これによって心房細動が誘発される．一杯のコーヒーは0.15gのカフェインが含まれているので，一日3杯以内にとどめるのがよい．一日摂取量が0.4gを超えると不眠，頭痛をまねくことがあるので注意する．たくさん飲むのであれば麦茶がよい．これはカフェインがほとんどなく，カリウムなどのミネラルが含まれているので心臓にもよい．

3　心房細動の薬物療法

　禁酒や安眠によって改善しない場合は，次に薬物療法が適用される．これには抗凝固剤と抗不整脈剤がある．抗凝固剤は心房細動時の心房内血栓を抑制するが，出血傾向を助長する欠点が付きまとう．抗不整脈剤は一時的な抑制効果はあるが根治力はなく，心室不整脈誘発による突然死があり，予後を改善しない．

1）抗凝固療法

　心房細動があるとCHADS2スコアがゼロでも1.2％，1でも2.8％，2では4.0％，3では5.9％の脳梗塞発症率がある．一方，抗凝固剤の投与は血栓塞栓発生を抑えるが，出血のリスクを高める．特に75歳以上の高齢者になるほど脳梗塞の発生率も高いが，血管が脆弱であるため出血リスクは高い．抗凝固剤は両刃の剣であるので，梗塞を防ぐ最低量を投与するのがコツである．
　ワーファリンとNOACを比較した場合，それぞれ一長一短がある．ワーファリンはビタミンKの代謝経路に働いて抗凝固作用を発揮するので，ビタミンKを含む食品の摂取や腸内細菌層に影響を与える抗生剤や鎮痛剤などの服用には注意が必要である．一方，NOACはビタミンKの代謝とは直接関係ないのでこれらの点に注意する必要はない．ワーファリンの抗凝固作用はプロトロンビン時間やトロンボテストによって管理できるが，NOACに関しては適当な指標がない．また，ワーファリンによる出血はビタミンKの投与や第Ⅸ因子の投与によって拮抗されるが，NOACについては適切な薬剤がない．
　両者の薬理作用における最大の違いは遅効性か速効性かという点にある．ワーファリンは即効性を期して初回大量投与する負荷投与法があるが，第Ⅶ因子の急速な減少にともない出血の危険が高い．維持量から投与すると血液凝固能を治療域まで低下させるまでに日数がかかる．これに対してNOACは即効性であり投与後2〜3時間で抗凝固能が発現する．
　発作性心房細動患者で発作回数が少ない場合は，抗不整脈剤をポケットの中に持たせておき，

心房細動発作時に頓用させる投与法（Pill in the Pocket）があるが，抗凝固剤も常用せずに，発作時にNOACを頓用させる投与法がある．通常心房細動が生じて12時間以上経過しなければ心房内血栓は大きくは育たないので，患者さんには朝と寝る前の1日2回すなわち12時間毎に脈拍を計測させればよい．夜中に発症しても朝起きた時点で脈拍を計測し，心房細動発作があれば頓用させるとよい．発作持続時間が長くなったり，発作回数が頻回となって，頓用がわずらわしくなれば，アブレーションを考慮すべきであろう．

持続性や慢性心房細動ではワーファリンないしNOACを継続投与する必要がある．NOACは高価であるが，脳出血がワーファリンより少ないと考えられる症例では推奨される．ただNOACは1日服用を忘れると作用がなくなるので，1日飲むのを忘れても効果が持続するワーファリンのほうが慢性心房細動には適用であると考える医師もいる．

2）抗不整脈剤

これには一群から四群までの抗不整脈剤がある．このうち心房細動の維持と停止に有効なものは一群と三群である．一群はNaチャンネルブロッカーで，主に心房筋の伝導速度を低下させ，心房細動を停止させる．三群は主に心房筋の不応期を延長して心房細動の発生と停止に有効に働く．これらは最初のうちは予防効果があるが，根治効果はなく，だんだんと耐性となる．量を増やすと副作用が生じて，心室不整脈などを誘発し，予後を不良にする．

発作性心房細動の段階で薬物治療しても発作が多くなる場合は，いたずらに薬物療法を続けることなく早めにアブレーションに切り替えることが大切である．持続性心房細動となると，心房は常に1分間300回以上の高頻度で興奮させられ続けるので，心房筋や血管が器質的障害を受けて，肺静脈や左心房が拡大してくる．最初のうちは心房細動の発生部位はPV周囲にとどまっているが，心房細動が長く持続すると，左心房全体に器質的障害がおよぶ．左心房後壁は内膜が平滑で薄いが，前壁は左心房筋が発達して凹凸があるため，ここを安全に貫壁性にアブレーションすることは至難の技である．

4　心房細動の根治的治療

心房細動の根治治療はCoxのMaze手術によるものが最初である．これは約4cm間隔で短冊状に心房筋を切開縫合して伝導ブロックラインを作成し，マクロリエントリーの成立を抑制するものである．Coxらは心房細動中に心房表面から200点以上の多電極マッピングを行なったが，一定の発生源を特定できず，その末に編み出した方法である．この手術法は治療効果が高いが，大がかりな胸開手術と体外循環を必要とするため，弁膜症の併用手術としては適応されているが，単独手術としては普及するに至っていない．

1998年フランスのHaissagerreら[8]は心臓カテーテルを用いて発作性心房細動の主な発生源がPVにあり，この発生源を熱凝固するとPAFが治癒することを報告した．これが心房細動アブレーションの最初である（図6，7，8）．これを起点に爆発的にカテーテルアブレーションは心

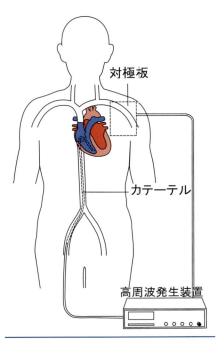

図6 高周波カテーテルアブレーション

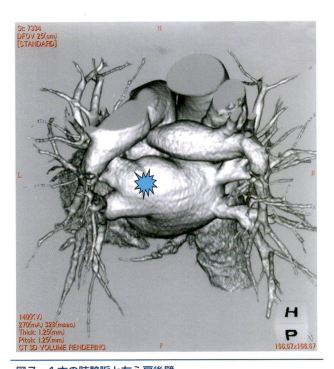

図7 4本の肺静脈と左心房後壁
左上肺静脈起始部拡張し，星印から心房頻拍開始

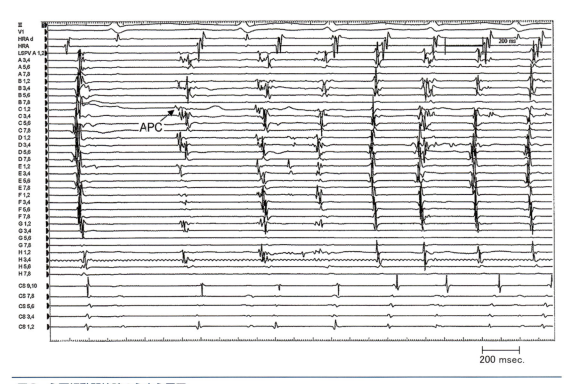

図8 心房細動開始時の心内心電図
肺静脈からの期外収縮による心房細動の誘発

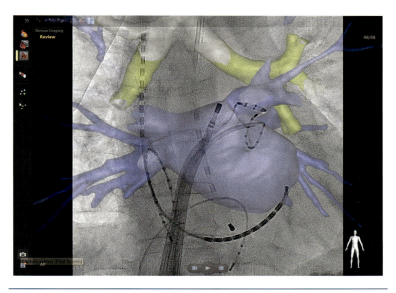

図9 広範囲肺静脈隔離法
電極アブレーションによる肺静脈隔離

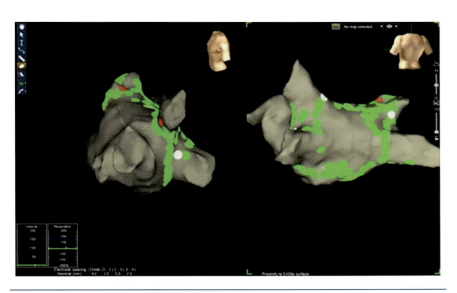

図10 3次元マッピング装置と電極カテーテルを用いた肺静脈と左心房後壁の隔離（BOX ISOLATION）
多数点の焼灼を必要とするので手技時間が長くなり，ギャップが出来やすく再発が多い

房細動に適応されるようになった．最初はPVの中を焼灼したため，約40％にPV狭窄をきたした．また，PV内の1つのフォーカスを点焼灼しても，同じPV内の新たなフォーカスから心房細動が生じた．このことから，PV内を直接焼灼せず，PV口を円周上に貫壁性に焼灼して，肺静脈隔離する方法（Pulmonary Vein Isolation：PVI）が採られるようになった．さらに上下肺静脈を左右にわけて一括隔離する広範囲肺静脈隔離法がとられるようになった（図9, 10）．

1）通常のラージチップ電極を用いたカテーテルアブレーション

　通常のラージチップ電極カテーテルによるアブレーションでは先端アブレーション電極と背部対極板の間で高周波通電を行ない，先端アブレーション電極で心筋電位，温度，インピーダンスをモニターしながら，発生器の出力をコントロールする．高周波電流は電極周囲に収束し，ここでジュール熱が発生する．

> ジュール熱発生量＝電流強度2乗×組織インピーダンス×通電時間

　電流強度は電極からの距離の2乗に反比例して減少するので，熱発生量は距離の4乗に反比例して減少することとなり，高周波電流の直接作用によるジュール熱の発生は電極周囲の狭い領域に限定される．この熱は温度勾配に従って周囲組織へと伝導する．

　温度コントロール式の高周波発生器では，アブレーション電極内温度を一定以下（通常50〜60℃）に温度設定しておくと，制御機構が働いて高周波出力を自動調整する．最初組織のインピーダンスは約100Ωの高い値をとるが，加熱されると細胞膜のイオン透過性が高まり，インピーダンスは10〜15Ω低下を示す．先端電極での電位は焼灼の進行とともに減高し，立ち上がり速度は減少する．高周波通電中はこのインピーダンスの減少と電位減高から焼灼の進行を知る．

　このときアブレーション電極温度と組織温度が一致していれば問題ないのであるが，実際には先端電極は血流によって冷却されるので，接触組織温度のほうが電極内温度より高くなる（図11，12）．このため電極内温度を60℃以下にコントロールしていても，組織温度が70℃を超えて，血漿タンパク凝固，フィブリン析出，組織炭化や血栓形成が生じる．電極の全周囲性に

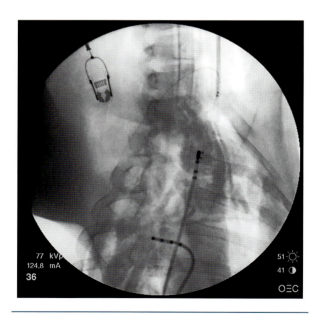

図11　ラージチップ電極による上大静脈内高周波通電
電極カテーテルによる点焼灼時の電極および心外膜温度
（豚実験）

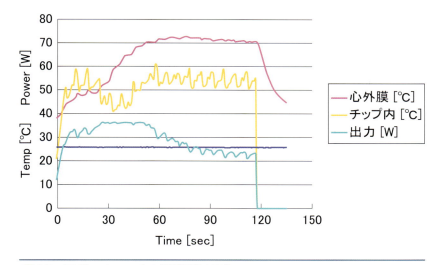

図12 アブレーション中の組織温度の変化
電極カテーテルでは高周波電流は直接組織に流れ，心外膜など組織温度は電極温度より高くなる

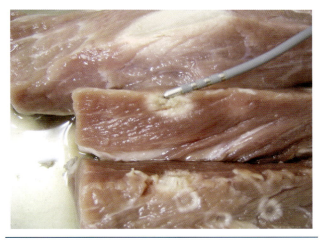

図13 ラージチップ電極による焼灼部
一回通電で，数ミリの点状アブレーション，深度は不定

　組織や血漿成分のタンパク凝固や血栓が生じると，インピーダンスが急上昇を示す．このときは，直ちに通電を中止して電極カテーテルを抜き，先端に凝固物の付着がないかチェックする必要がある．しかし，電極と組織の接触は均等とは限らず，組織は常に均一に加熱されているわけではないので，電極面の一部でタンパク凝固物から血栓が生じてもインピーダンス上昇を伴わない場合がある．この血栓も遊離して脳などの主要臓器に塞栓症を起こすので，きわめてやっかいな問題である（図13）．

2）イリゲーション電極によるカテーテルアブレーション

　そこで登場したのが電極を強制的に灌流（イリゲーション）によって冷却して，電極との接触組織温度が高温にならないように工夫したカテーテルである．電極先端に沢山の穴が開いており，カテーテルの手元から注入した生理食塩水は電極先端より吹き出すことによって，電極を強制的に冷却して温度を下げ，電極内温度を45℃以下に保つことにより，接触組織温度を下げて，血栓形成を防ぐのである．

　高周波発生装置としては500kHz電流を使用し，電極先端には生理食塩水を放出しながら，高周波出力とインピーダンスと電位と通電時間をモニターすることによって，焼灼するカテーテルである．カテーテル先端の圧力，冷却水量と高周波出力の調節と通電時間の設定によりアブレーションの安全を担保し，電位の減高とインピーダンスの低下からアブレーションの進行を知ろうとする方法である．

　またPVIは3次元的なアブレーションであるため，技術的に難しく，透視時間が長くなり，手技時間がかかりすぎる欠点があった．そこで，カテーテル電極先端の位置と電位を同時に3次元的にモニターするマッピング装置：CARTOシステムが開発された．使用されるIrrigation Catheterの先端には温度センサーとインピーダンスモニターに加えて圧力センサーが装填された．これは点状焼灼としては限界にまで発達した装置である．

　イリゲーション電極によってアブレーション電極を冷却することで，電極－組織接触部での血栓形成はある程度防ぐことができるが，高周波電流は組織深部に流れジュール熱を発生するので，心筋深部の組織温度が高くなる．この方法には，電極温度を制御しても組織温度を予測できず，焼灼の深度を推測できない欠点がある．心筋深部の組織温度が70℃を超えると，コラーゲン融解による組織の変形をきたし，100℃を超えるとスチームポップ（水蒸気破裂）を生じ穿孔をきたす（図14）．このため，血栓塞栓症や心タンポナーデの合併症がつきまとう．そこで，PVIを安全に効率的に達成するため，組織温度を制御できるホットバルーンアブレーションが開発された．

> 点状焼灼のためギャップによる再発が多い．
>
> 通電回数が多く手技時間と透視時間が長い．
>
> 組織温度をコントロールできず、70℃を超えて血栓塞栓や心タンポナーデなどの合併症を起こす．

図14　電極カテーテルアブレーションの欠点

5 ホットバルーンアブレーション

1）ホットバルーンアブレーションの原理

　ホットバルーン（図15）の中には高周波通電用の単極コイル電極とその温度センサーが装備されている．バルーンを電解質溶液で満たし，対極板とコイル電極との間で高周波通電を行なうと電流はコイル電極周囲に集まり，バルーン内液が加熱される．高周波容量型加熱と呼ばれる（図16）．このとき高周波発生器に付属する振動発生機よりカテーテルシャフト内腔を介して振動波をバルーン内に送ると，バルーン内で重力にパラレルな方向に渦流が形成され，バルーン内

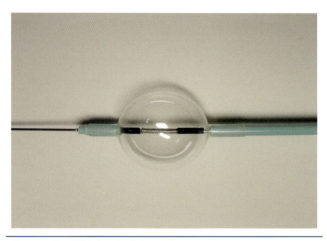

図15　第一世代ホットバルーンカテーテル
弾性バルーン内に高周波通電用コイル電極と温度センサーが設置される（バルーン直径20-33mm，12Fシャフト）．

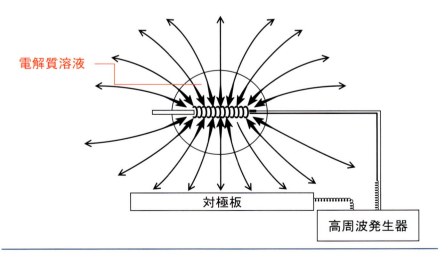

図16　高周波容量型過熱
バルーン内部には電解質溶液で満たされている．対極板とコイル電極の間で高周波通電が行なわれると，高周波の99％のエネルギーは内部の電解質溶液の加熱に使われる．

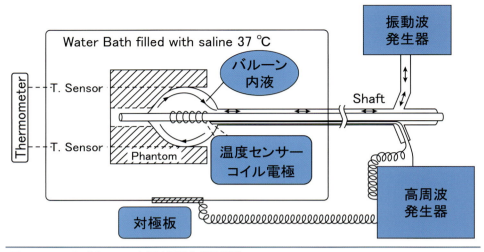

図17 ホットバルーンの高周波加熱と振動攪拌

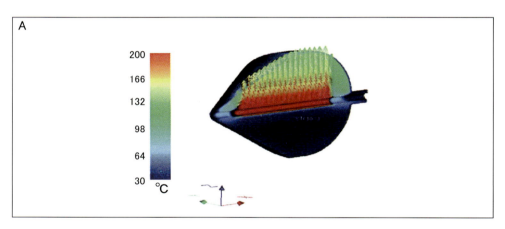

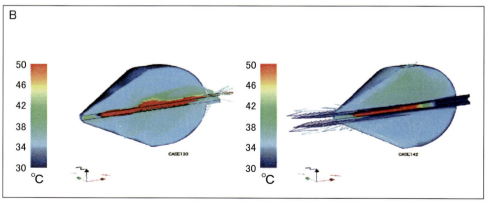

図18 バルーン内攪拌によるバルーン温度の均一化（フィニットエレメント解析）[13]
（A）攪拌されていない状態でのバルーン内温度．対流によりバルーン内の温度は不均一である．
（B）攪拌されたときのバルーン内温度．バルーン内温度は均一化される．

液を攪拌する（図17）．バルーン内攪拌がない場合は重力によって対流が起こり，バルーン内温度は不均一となり，上下の温度格差は10℃を超える．この温度不均一は時にバルーン表面に血栓形成を生じ，脳梗塞などの塞栓症をきたす（図18）．

　この方法では，高周波電流はバルーン内液を直接加熱し，攪拌装置にてバルーン膜は均等な温度となり，バルーン膜からの熱伝導によって，接触組織が加熱される（図19，20）．そのためバルーン内電極温度はバルーン膜温度より常に高く（図21），組織温度はバルーン膜温度以下であるため，バルーン内電極温度を70℃以下に制御すると，組織温度は70℃未満となるので，血栓形成，コラーゲン融解やスチームポップによる組織断裂などはきたさない．また組織はバルーン膜からの熱伝導によって加温されるので，焼灼深度はバルーン温度と通電時間に比例する[7), 9)~13)]．

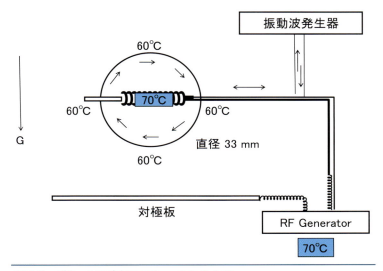

図19　バルーンの直径を33mmにしたとき
バルーンの直径が33mmのとき，膜温度はすべて60℃である．

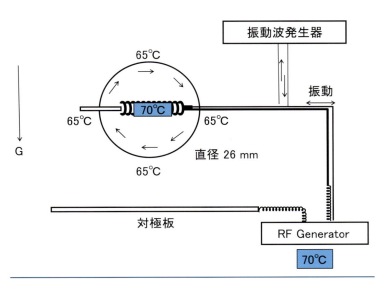

図20　バルーンの直径を26mmにしたとき
バルーンの直径が26mmのとき，膜温度はすべて65℃である．

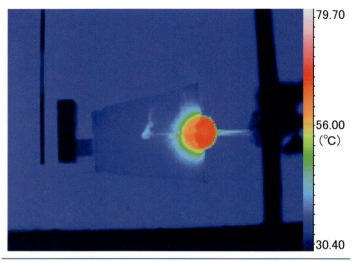

図21 ホットバルーンアブレーションのサーモグラフィー
ホットバルーンからの熱伝導によって、接触組織は加熱される.

2）ホットバルーンと標的組織との接触と高周波出力

　バルーン膜温度［60〜65℃］と血液温度［37℃］との間には温度格差があるため，心房内ではバルーンは絶えず血液により冷却されて熱エネルギーを失う．バルーンを一定温度に保つには絶えず高周波エネルギーによりこの熱損失を補う必要がある．バルーンの大部分が肺静脈内にあるときには熱損失は少ないので，バルーン温度を維持する高周波出力は少なくてよいが，バルーンと組織の接触が少なくバルーンの大部分が流血中に露出している時，例えばカリーナや天蓋や後壁の焼灼時には，血流冷却による熱損失は大きいので，高い高周波出力が必要となる．バルーンが組織との接触を失い，流血中に漂っている時は，高周波出力を150Wまで上げても，バルーン中心温度を適切な値に維持できなくなる．高周波通電中の出力の変化から，バルーンの組織との接触状況を間接的に知ることができる．すなわち，高周波出力が高くなれば，バルーンと組織の接触が悪くなっていることを示しているので，カテーテルシャフトを強く押してバルーンを組織に圧着しなければならない．ホットバルーンはPV隔離のみならず，左心房後壁を隔離できるので，発作性心房細動のみならず持続性や慢性心房細動にも適応可能である[16]．

3）ホットバルーンの焼灼深度

　電気的興奮膜を有する組織を加熱すると45℃から電位に変化がみられる．膜電位は浅くなり，脱分極速度は減少する．45℃ 60秒間の加熱後に温度を基の正常値に戻すと，電位は回復する．この程度の加熱では効果は一時的で可逆的である．50℃以上とし60秒以上加熱を続けると，膜電位は消失し，もとの37℃に戻しても電位は回復しない．この細胞膜は不可逆的変化を起こしたと考えられる．組織温度は37℃であるのでこれを13℃だけ上昇させて50℃以上にすればよいのである．バルーン径を30mmまで拡張し中心温度を70℃に設定して通電すると，バルーン膜温度は63℃となるが，これをin vitroで生体に似た標的に接触させると，熱源であるホットバルーンよりゆっくりとした速度で周囲に熱が伝導する．バルーン中心温度が70℃に達してから2分間で，接触組織の2.2mmの深部が50℃となり，3分間で3.2mmの深さが50℃に達する．50℃以上で60秒間で組織は不可逆的変化をきたすので，3分にて，2.2mmの焼灼深度となり，4分で3mmの焼灼深度となる．左心房－肺静脈接合部の厚さは1.5から2.0mmとされるので，2〜3分の通電時間で貫壁性に焼灼され肺静脈は隔離されることとなる．ところが心筋組織内は血流が豊富であり，このヒートシンク効果により伝導熱が吸収され実際の組織温度は下がるので，組織血流を遮断しない限り，以上の理論値の焼灼深度は達成できず，この分を差し引かなくてはならない．

　熱力学的には熱源温度をH，熱源からの距離がrの時の温度をtとすると次の式が成立する[17]．

$$H = -4\pi r^2 K\, dt/dr \quad (K：定数) \cdots ①$$

バルーンの半径をr_1，バルーン膜温度をt_0，周囲の溶媒温度をTとすると次の式が成立する．

$$\frac{r_1}{r} = \frac{t-T}{t_0-T} \cdots ②$$

　式②に$r_1 = 15mm$　$t_0 = 63℃$を入れると**図23**のバルーン熱伝導曲線が描かれる．

　このグラフ**（図23）**からバルーン表面温度が63℃のとき，37℃の組織を15mmの深度まで50℃に上昇させることがわかる**（図22）**．このホットバルーンにより心房筋のみならず厚さ15mmに及ぶ心室筋も貫壁性に焼灼可能であることを示している**（図23）**．

　図24，25は豚肉を用いた通常のラージチップ電極とホットバルーンによる焼灼実験である．ラージチップ電極では深達度は一定しないが，ホットバルーンでは均一で一定した深達度であ

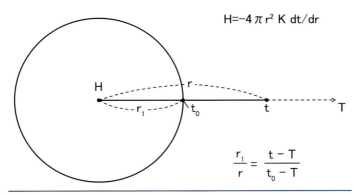

図22　バルーンの膜温度と焼灼深度の関係

る．図26は中心温度一定のホットバルーンによる焼灼実験であるが，通電時間が延長すると焼灼深度は増加している．通電時間2〜3分で焼灼深度は2〜3mmであり，この範囲で心房後壁とPV周囲を貫壁性に焼灼できることを示している．

ただし，図27に示すごとくバルーンが変形して，バルーン膜と高周波通電電極が接近すると，バルーン膜温度が上昇するので，焼灼効果が変わることを念頭に入れなければならない．

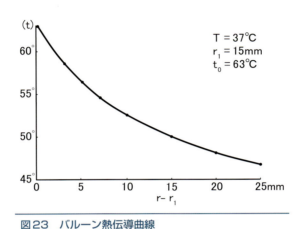

図23　バルーン熱伝導曲線

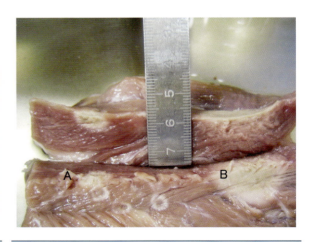

図24　豚肉を使った焼灼実験：焼灼面積
(A) ラージチップ電極
(B) ホットバルーン

図25　豚肉を使った焼灼実験：焼灼深度
(A) ラージチップ（4mm）電極
(B) ホットバルーン（25mm）

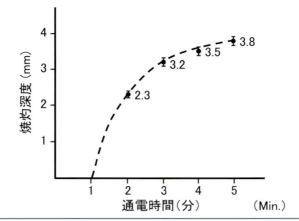

図26 ホットバルーンによる焼灼実験：接触時間と焼灼深度
直径26mmのバルーンを用い，中心部の温度は70℃一定．
焼灼深度は50℃に到達した深さである．

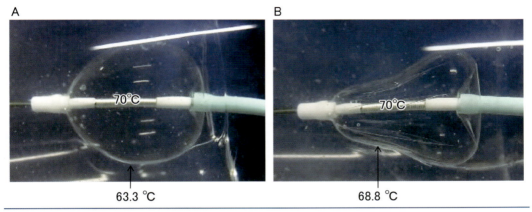

図27 バルーンが変形したときのバルーン膜の温度
(A) Round Shape (D 30mm (10ml))，(B) Wedge Shape (D 15mm (7ml))

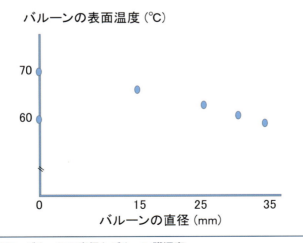

図28 バルーンの直径とバルーン膜温度
バルーンの中心温度が70℃のときのバルーンの直径と膜温度の関係

6　クライオバルーンアブレーションとの比較

　クライオバルーンアブレーションでは，笑気ガスの気化熱を用いてバルーン中心温度を急速に冷却する．バルーンはガス漏れを防止するためPET製の内膜と外膜の二重膜で構成されているので，弾力性はほとんどなくコンプライアンスは低い．バルーンは直径24mmと28mmの2種類しかないので，あらかじめCTスキャンで肺静脈口径を計測して，バルーンサイズに適合するかどうか決定しなければならない．口径が大き過ぎたり，変形していたり，共通口である場合は適応とはならない．

　クライオバルーンではバルーン中心温度を−50℃以下に急速に冷却すると，膜温度は−20℃から−40℃となる．接触する組織は急速に冷却されると，細胞内が氷結して体積が増加し細胞膜を破壊する．しかし−20℃から0℃で組織が緩徐に冷却されると，まず細胞外液が氷結し，細胞外液浸透圧が高くなるため，細胞内の水分は細胞外に移動して，細胞内液が減少するので，細胞内が氷結しても体積増加は少なく，細胞膜の破壊にいたらない．血液や組織の温度は37℃であり，バルーンとの間には57℃から77℃の温度勾配があるため，冷却エネルギーの深部への伝導には時間がかかる．すなわち，バルーン表面に近い組織は−20℃以下で破壊されるが，バルーン表面より深い組織は壊死するか再生するかのどちらかで，散在性の病変となり，不整脈発生源となる可能性がある．クライオバルーンアブレーションでは薄い組織では貫壁性に凍結壊死となるが，厚い組織では貫壁性の壊死を作成するのは難しい．クライオアブレーションによる細胞膜と組織構築の破壊があると，アブレーション後は心筋細胞内からはCK-MB，トロポニンが血中遊出して正常の2〜3倍の高値を示す．クライオバルーンによる−60℃以下の急激な温度低下は広範囲な組織破壊をもたらすので，緊急停止装置が設置されている．またバルーンが破れると中から有毒なガスが血中に放出され致命的となるのでガス漏れ警報装置がついている．

　これに対してホットバルーンアブレーションの原理はバルーン内液（生理食塩水と造影剤）の高周波加熱によるホットバルーンによる熱凝固であり，バルーン膜温度は60〜70℃の間にあり，組織温度は50から70℃の間に維持されるため，細胞膜や組織構築の破壊を起こさないので，CK-MBの遊出はなく，血栓塞栓症や心タンポナーデの合併症を起こさない．バルーンは弾性とコンプライアンスに富み，ホットバルーンと血液との温度格差は約30℃であり，バルーンの内液は生理食塩水と造影剤であるので破裂試験でも安全である．

　また，クライオバルーンでは血液中の水分が氷結してバルーン膜にアイスキャップが形成される．これが遊離した場合，体積が小さければすぐに溶解して問題ないと思われるが，体積が大きい場合には溶けるまでに時間がかかるので，脳血管に陥入したときは，その末梢組織の壊死をきたし，脳梗塞を引き起こす一抹の懸念がある．

　また，クライオバルーンではバルーン中心温度を−20℃から−56℃であり，血液との温度格差が大であるため，アブレーション中に膨大な冷却エネルギーをバルーン内まで送らなければならない．そのため，バルーンの前部が肺静脈内にとどまっている時は−50℃以下まで冷却できるが，バルーンの大部分が流血に露出している時には−50℃以下まで冷却することはできない．そのためクライオバルーンはレーザーバルーンと同様肺静脈口周囲しかアブレーションできないので，左心房後壁が発生源となる持続性や慢性心房細動には適応とならない[14, 15]．

7 動物実験

1) 上大静脈隔離

　上大静脈（SVC）は右心房に流入する静脈の一つであり，この基部は輪状筋が取り巻き，心房頻拍や心房細動の原因となる部位である．図29は豚を使った上大静脈隔離のホットバルーンアブレーションを示す．右大腿静脈より経皮的にガイドワイアーをSVC内に挿入し，これを介してガイドシースを挿入し，次にバルーンカテーテルを挿入した．バルーン内に10～20mlの電解質溶液（イオン系造影剤生理食塩水混合液）にてSVC口径より拡張した後，カテーテルシャフトを強く押してバルーン頭部側面をSVC口に圧着する．バルーン先端はSVC口から1cm以内が望ましい．バルーンが全周囲性にSVC組織に圧着すると，先端より造影剤を注入すれば閉塞性静脈造影像が得られる．バルーン径を計測してバルーン中心温度65～70℃に設定し，3分間高周波通電するとSVC電位隔離消失が得られる．焼灼後に組織をみると（図30）全周囲性に凝固壊死が形成されていることが分かる．出血や血栓形成はなく，組織構築も保たれている（図31）．

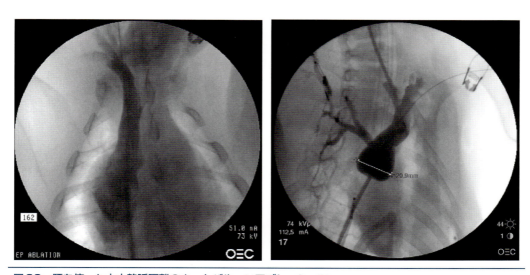

図29　豚を使った上大静脈隔離のホットバルーンアブレーション

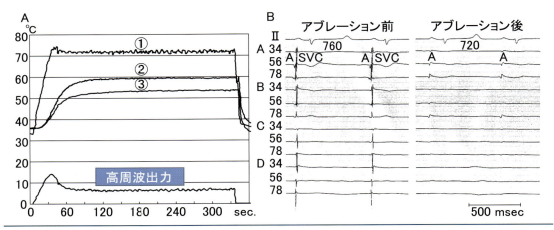

図30　焼灼後の組織1
（A）通電中の①バルーン中心温度，②バルーン表面温度と③心外膜温度．通電を開始するとまず①が，次に②が，遅れて③が上昇する（①＞②＞③）．
（B）アブレーション前後の上大静脈内電位．アブレーション後上大静脈電位（SVC）は消失し心房電位（A）のみ残存．

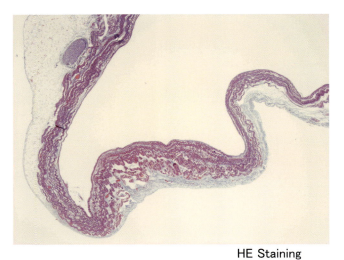

HE Staining

図31　焼灼後の組織2（上大静脈断面）

2）肺静脈隔離

　豚の心房と肺静脈はヒトといささか異なっている．豚はヒトと違い立位をとらないためか，心房の前後径はみじかく，中隔穿刺は心内エコーを用いないと難しい．左心房内でのカテーテル操作も狭いために難しい．図32はバルーンカテーテル先端を下肺静脈口に挿入し閉塞性肺静脈造影が得られたところである．この位置でバルーン中心温度70℃にて通電すると，PV電位の消失が得られた．下肺静脈隔離に続いて上肺静脈隔離を行ない，剖検すると上下PV口の周りに全周囲性の焼灼層は得られていた（図33）．組織所見ではPV口周囲の心筋は貫壁性に焼灼され凝固壊死層が認められるが，PV管状部内の心筋スリーブは焼灼されず無傷である（図34）．

　1ヶ月間生かした後剖検して組織をみると，凝固壊死した部分は線維組織に置き換わっていた（図35）．

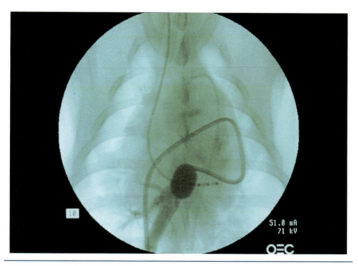

図32　閉塞性肺静脈造影
バルーンカテーテルを下肺静脈口に挿入したところ

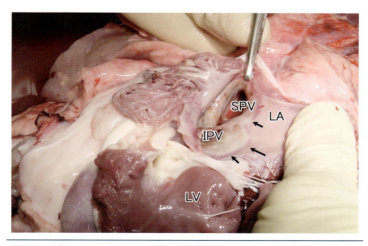

図33　バルーンカテーテルによってPV口周辺を焼灼後の豚の剖検

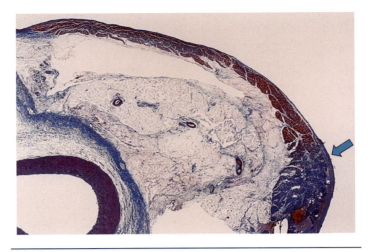

図34 PV内の心筋スリーブ（アザン染色）
PV口には貫壁性焼灼病変（凝固壊死）を認めるが（矢印⬇），PV内心筋スリーブは無傷である．

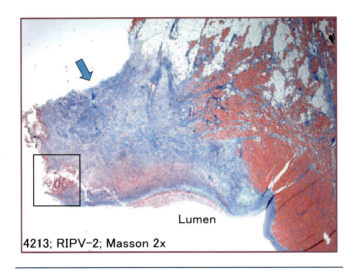

図35 焼灼実験1か月後に剖検したときの組織
矢印：凝固壊死した部分が線維組織に置換されている[18]

図36はラージチップ電極とホットバルーンを用いたアブレーションを比較したものである．ラージチップ電極では血流や灌流によって電極は冷却されるので，電極温度より組織温度が高くなり，70℃を超えると血栓形成が開始し，コラーゲン線維が溶解し，100℃に達すると水蒸気破裂ポップをきたして穿孔を起こす．これに対して，ホットバルーンではバルーン中心温度がもっとも高く，熱は伝導により周囲に波及するので，中心温度70℃を超えることはなく，血栓形成やポップが生じないので，安全性が高い．

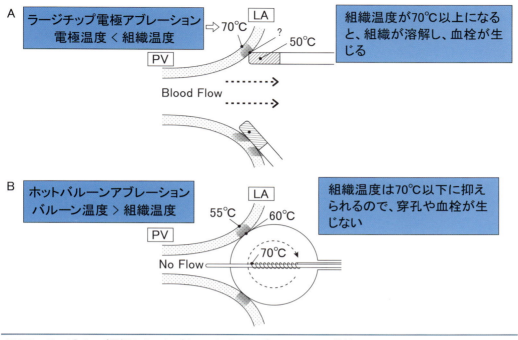

図36　ラージチップ電極とホットバルーンによるアブレーションの比較
（A）ラージチップ電極アブレーション
（B）ホットバルーンアブレーション

文　献

1) Kamino K. Optical approaches to ontogeny of electrical activity and related functional organization during early heart development. *Physiol Rev*. 1991; 71: 53-91.
2) Tan AY, Li H, Wachsmann-Hogiu S, Chen LS, Chen P-S, Fishbein MC. Autonomic innervation and segmental muscular disconnections at the human pulmonary vein-atrial junction: Implications for catheter ablation of atrial-pulmonary vein junction. *J Am Coll Cardiol*. 2006; 48: 132-143.
3) Haissaguerre M, Jais P, Shah DC, Takahashi A, Hocini M, Quiniou G, Garrigue S, Le Mouroux A, Le Métayer P, Clémenty J. Spontaneous initiation of atrial fibrillation by ectopic beats originating in the pulmonary veins. *N Engl J Med*. 1998; 339: 659-666.
4) Hocini M, Jais P, Sanders P, Takahashi Y, Rotter M, Rostock T, Hsu LF, Ascher F, Reuter S, Clementy J, Haissaguerre M. Techniques, evaluation, and consequences of linear block at the left atrial roof in paroxysmal atrial fibrillation: a prospective randomized study. *Circulation*. 2005; 112: 3688-3696.
5) Todd DM, Skanes AC, Guiraud on G, Guiraud on C, Krahn AD, Yee R, Klein GJ. Role of the posterior left atrium and pulmonary veins in human lone atrial fibrillation: electrophysiological and pathological data from patients undergoing atrial fibrillation surgery. *Circulation*. 2003; 108: 3108-3114.
6) Sueda T, Nagata H, Rehash K, Morita S, Okada K, Sushi M, Hirai S, Matsuura Y. Efficacy of a simple left atrial procedure for chronic atrial fibrillation in mitral valve operations. *Ann Therac*

Surg. 1997; 63: 1070-1075.
7) Reddy VY, Neuzil P, Avila AD, Ruskin JN. Isolating the posterior left atrium and pulmonary veins with a "box" lesion set: use of epicardial ablation to complete electrical isolation. *J Cardiovasc Electrophysiol.* 2008; 19: 326-329.
8) Links MS, Haissaguerre M, Natale A. Ablation of atrial fibrillation, patient selection, peri-procedural anticoagulation, techniques, and preventive measure after ablation. *Circulation.* 2016; 134: 339-352.
9) Sohara H, Satake S, Tanaka K, Watanabe Y, Tanaka M. Comparison in thermal effects between conventional catheter ablation and radiofrequency thermal balloon catheter ablation: a porcine experimental study. *Circulation J.* 2005; 69(Suppl I): 256.
10) Tanaka K, Satake S, Saito S, Takahashi S, Hiroe Y, Miyashita Y, Tanaka M, Watanabe Y. A new radiofrequency thermal balloon catheter for pulmonary vein isolation. *J Am Coll Cardiol.* 2001; 38: 2079-2086.
11) Satake S, Tanaka K, Saito S, Tanaka S, Sohara H, Hiroe Y, Miyashita Y, Takahashi S, Murakami M, Watanabe Y. Usefulness of a new radiofrequency thermal balloon catheter for pulmonary vein isolation: a new device for treatment of atrial fibrillation. *J Cardiovasc Electrophysiol.* 2003; 14: 609-615.
12) Sohara H, Takeda H, Ueno H, Oda T, Satake S. Feasibility of the Radiofrequency Hot Balloon Catheter for isolation of the posterior left atrium and the pulmonary veins for the treatment of atrial fibrillation. Circ. *Arrhythmia Electrophysiol.* 2009; 2: 225-232.
13) Sohara H, Takeda H, Ueno H, Satake S. Monitoring the esophageal temperature during hot balloon catheter ablation for atrial fibrillation to avoid asymptomatic esophageal ulcer. *Circulation J.* 2008; 72(Suppl I): 711.
14) Kuck KH, Brugada J, Fürnkranz A, Metzner A, Ouyang F, Julian Chun KR, Elvan A, Arentz T, Kur K, Stuart JB, Albenque JP, Tondo C. For the FIRE AND ICE Investigators* Cryoballoon or radiofrequency ablation for paroxysmal atrial fibrillation. *N Engl J Med.* 2016; 374: 2235-2245.
15) Gerstenfeld EP, Michele J. Pulmonary vein isolation using a compliant endoscopic balloon ablation ina swine model. *J Interv Card Electrophsiol.* 2010; 29(1): 1-9.
16) Sohara H, Ohe T, Okumura K, Naito S, Hirao K, MD, Shoda M, Kobayashi Y, Yamauchi Y, Yamaguchi Y, Kuwahara T, MD, Hirayama H, Yeong Hwa C, Kusano K, Kaitani K, Banba K, Fujii S, Kumagai K, Yoshida Y, Matsushita M, Satake S, Aonuma K. HotBalloon Ablation of the Pulmonary Veins for Paroxysmal AF, A Multicenter Randomized Trial in Japan. *J Am Coll Cardiol.* 2016; 68: 2747-2757.
17) Haines DE, Waston DD. Tissue heating during radiofrequency catheter ablation: A thermodynamic midel and observations in isolated perfused and superfused canine right ventricular free wall. *PACE.* 1989; 12: 962.
18) Evonich RF, Nori DM. Haines DE. Efficacy of pulmonary vein isolation with a novel hot balloon ablation catheter. *J Interv Card Electrophsiol.* 2012; 34: 29-36.

Ⅱ部
ホットバルーンカテーテルの実施

1　ホットバルーンアブレーションの原理

　電極カテーテルによる従来のカテーテルアブレーションとホットバルーンカテーテルではその方法は大きく異なる**（図1，2）**．ホットバルーンカテーテルの操作方法は東レ（株）とセンチュリーメディカル社発行のマニュアルに従う．

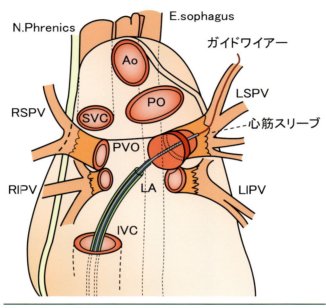

図1　ホットバルーンカテーテル1

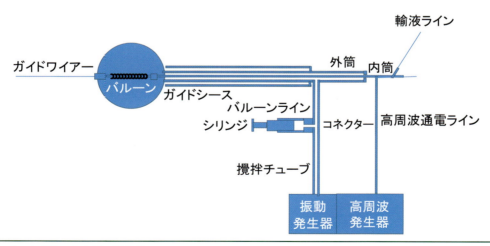

図2　ホットバルーンカテーテル2
バルーン内液の高周波加熱と振動攪拌による温度均一化
※シャフトを扱う際の注意事項
・ガイドシース先端でバルーンのおしりを強くおさない　・攪拌チューブ　エアー混入により振動エネルギーは低下
・コイル電極固定チューブが外筒先端に嵌まり込まない　・バルーン内とシャフト内筒送液路のエアーを抜く

本カテーテルでは互いにスライド可能な外筒と内筒の先端間に弾性バルーンが付属し，内部には高周波通電用コイル電極と温度センサーが設置される．バルーン内を電解質溶液で満たして，対極板とのあいだで高周波通電するとバルーン内液が加熱される．このとき体外攪拌ポンプよりカテーテルシャフトを介して振動波をバルーン内に送ると，バルーン内を攪拌して温度を均一化する．バルーンを標的に密着させ，熱伝導により接触組織を凝固壊死させる．

① バルーンカテーテル，高周波発生器と攪拌ポンプの準備
② バルーン内とシャフト内送液路のエアー抜き
　　本カテーテルの生命線は高周波通電と振動波伝送である．振動波伝送のためにはバルーン内のみならずシャフト内送液路，バルーンラインコネクターと攪拌チューブ内のエアー抜きも十分に行なう．
③ バルーン内のエアー抜き
　　バルーン先端部を下方，ハンドルを上方として，カテーテルを垂直に立てた状態でエアー抜きを行なうのがコツである．
　　バルーンラインコネクター後端の三方活栓にバルーン内吸引用の空の30ccのシリンジと生理食塩水とイオン系造影剤の混合液（1：1）で満たした30ccシリンジとを接続し，空のシリンジでバルーン内を吸引した後，三方活栓を切り替えて，混合液のシリンジでバルーン内をゆっくりと充填し，バルーンが充分拡張したところでゆっくり吸引すると，重力によってエアーは上方に昇ってくるので，これを吸引する．エアーの吸引が不十分あればもう一度繰りかえす**（図3）**．
　　バルーン直径は充填量10ccで26mm，20ccで33mmとなる．

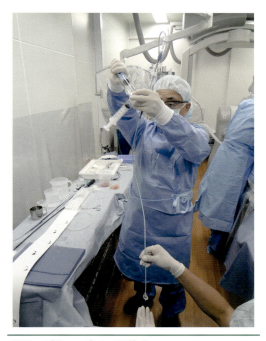

図3　バルーン内のエア抜き

④ バルーン内筒をヘパリン加5%ブドウ糖液で充填
　ヘパリン加5%ブドウ糖液500ccボトルにつないだ輸液ラインをバルーン内筒ルーメンに接続する輸液ラインコネクターに接続し，後端の三方活栓内を満たした後，カテーテル先端よりブドウ糖液を流出させてシャフト内筒内の空気を抜き，三方活栓には約10cc造影剤の入ったシリンジを接続する．このシリンジはカテーテル先端造影の際に注入するためにのみ使用する．この三方活栓から吸引するとガイドワイヤーを通じてエアーがシャフト内に入るため，吸引は禁忌である．内筒充填にブドウ糖液を使用するのは，これは電気的絶縁性があるので，ガイドワイヤーの高周波加熱を防ぐ（**図4，5**）．
⑤ 体外高周波発生器にカテーテル通電用電極と対極板コネクターとを連結
⑥ バルーン内攪拌ポンプとカテーテル内筒ルーメンにつながる延長チューブを接続
　この工程でもエアー抜きが大切である．

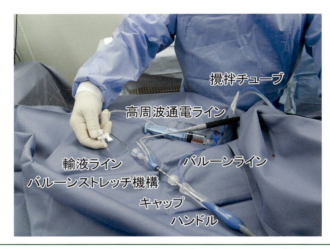

図4　バルーンカテーテルとバルーンライン，高周波通電ラインと輸液ラインを連結

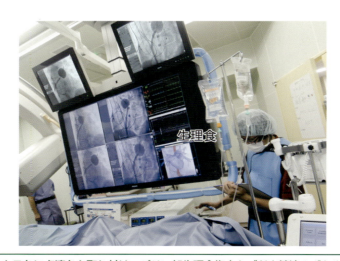

図5　心カテ台に点滴台を取り付けヘパリン加生理食塩水とブドウ糖液のボトルをつるす

2 心房中隔穿刺とガイドシース：トレワルツの挿入

　心房中隔穿刺部位は冠状静脈洞カテーテルとヒス束電位記録部位からおよそ推測できる．正確には心内エコーを用いるのが安全である．心内エコーにはセクター方式とラジアル方式があるが，ラジアル方式（ボストン・サイエンティフィック社）の方が近接部を明瞭に描出するので，筆者らはこれを用いている．心房中隔にブロッケンブロー穿刺針が当たったら，中隔はテント状になるので明瞭である（**図7, 8**）．左心房拡大例は中隔穿刺は比較的容易であるが，左心房が小さい場合には，ブロッケンブロー針で左心房の後壁や天井部を穿刺しないように細心の注意を要する．心房中隔に異物や腫瘍がないことを確認の上，心房中隔壁の一番薄いところを狙う．厚い部位ではガイドシースが容易に挿入できない．**図6**は右心房中隔に留置した心内エコーICEである．これを用いて心房中隔をみたものが**図7**である．中隔の薄い部分は広いときと狭いときがあるが，この真ん中に穿刺針を当てると**図8**に示すごとくテント状となる．ここが最適の穿刺部位でありガイドシースの挿入も容易である．心房の拡大程度により中隔穿刺部位は微妙に異なる．穿刺針が中隔を貫通し左心房内にはいったら，造影剤を注入すると左心房が造影され，吸引すると酸素飽和度の高い鮮血である．心房中隔が弾性を帯びたり厚かったりして穿刺針が心房中隔を貫通しないときは，電気メス用の高周波通電装置を用いて，穿刺針と背部対極板との間で通電して，中隔を焼灼することで容易に貫通する．現在は高周波通電装置付き心房中隔穿刺針が販売されている．中隔穿刺に成功したらスパイラルガイドワイヤーを挿入すると左心房内で広がり**図9**のような形となる．

　大腿静脈穿刺部の皮膚はカッターとモスキート先端で拡張する．次にスパイラルガイドワイヤーを介して16Fダイレーターを挿入し，大腿静脈穿刺部と中隔穿刺部位を前拡張する．トレワルツのガイドシース尖端は鈍的でダイレーターとの間に段差があるので，前拡張しないと挿入できない．

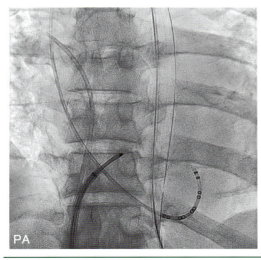 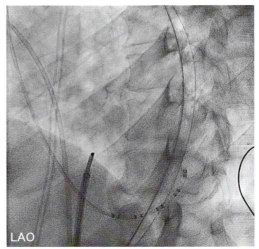

図6　右心房中隔近傍に留置した心内エコー（ICE）

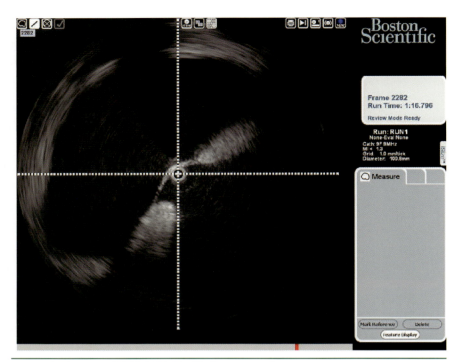

図7 右肩からみた心房中隔卵円窩（心内エコー ICE）

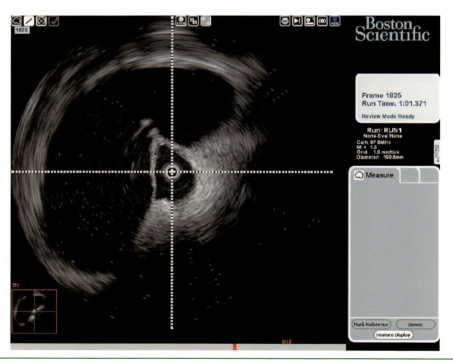

図8 心房中隔卵円窩の真中に穿刺針をあてると心房中隔はテント状になる（心内エコー ICE）

Ⅱ部　ホットバルーンカテーテルの実施

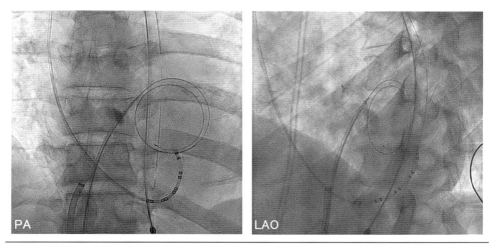

図9　左心房内に展開されたスパイラルガイドワイアー

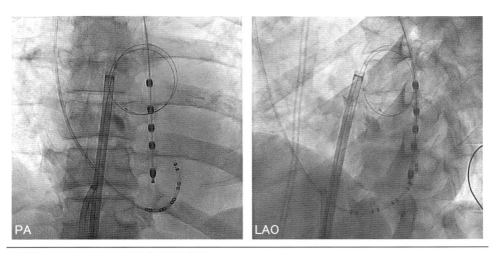

図10　トレワルツセットを左心房に挿入

　つぎにトレワルツセット（ガイドシースとダイレーター）を大腿静脈より左心房に挿入する．中隔をガイドシースが抜けでるまでしっかりと挿入する（**図10**）．ダイレーターを抜去したら，ガイドシース内液量は約15ccなので，30ccシリンジを用いて充分な液量でフラッシュする．

3 ガイドシース（トレワルツ）へのバルーンカテーテルの挿入

　まず，バルーン先端チップをガイドシースの弁を通過させ，ガイドワイアー先約7cmをガイドシース内に挿入し，バルーンをストレッチする**（図11A）**．
　ここでシリンジを最大吸引してバルーンを収縮させ，ヘパリン加生理食塩水で満たしたトレイの水中に潜らせて，伸張収縮したバルーン全体をガイドシースの中に挿入する**（図11B）**．
　次にガイドシースのサイドポートよりエアーを吸引して，ヘパリン加生理食塩水でガイドシース内をフラッシュする**（図11C）**．

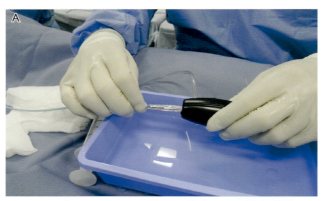
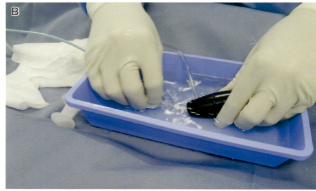
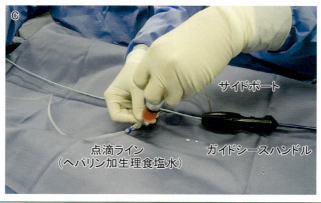

図11　トレワルツへのバルーンの挿入

4 肺静脈隔離（Pulmonary Vein Isolation）

　肺静脈（PV）の隔離はLA-PV接合部心筋の全周囲性で貫壁性の焼灼によって達成される．肺静脈口直径，心筋スリーブとLA-PV接合部の発達の具合は症例ごとにまた各肺静脈によって異なる．病理組織よりみるとLA-PV接合部は薄く，前庭部に行くに従って厚く，PV末梢に行くに従って薄くなる．それによってバルーン挿入度，バルーン温度と高周波通電時間を調整する必要がある．

　LA-PVの解析には3DCT，心内エコーとバスケットカテーテルによる三次元的PV電位マッピングが有効である．3DCTでみると縦隔内にあるPVには心筋スリーブの発達がみられ，縦隔外の肺野にあるPVには心筋スリーブの発達はみられない．LSPVとRSPVは縦隔内を通る距離が長いので心筋スリーブも長い．LIPVとRIPVとは縦隔内を通る距離が短いので，心筋スリーブも短くて薄い（図12～14）．

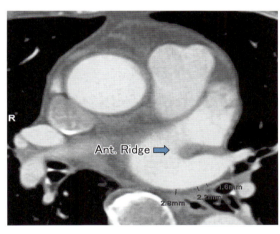

図12　心筋スリーブが長くて厚いLSPV
前方リッジの焼灼が難しい．

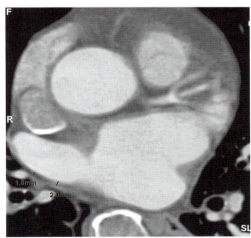

図13　心筋スリーブが長くて薄いRSPV
バルーンを心陰影近くまで挿入しないと心房中隔部が焼灼できない．

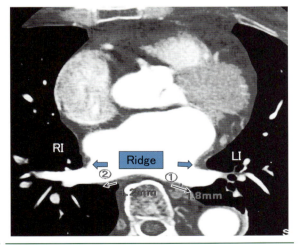

図14　心筋スリーブは短くて薄いRIPVとLIPV
前方のリッジ（矢印）を焼灼することが難しい．

正常なPV口径は10〜15mmであるが，心房細動患者ではそれより拡張している．拡張の程度は上PVの方が下PVよりも大である．上PVでは1.4倍以上に下PVでは1.1倍以上に拡張していることが多い．左心房の前壁に比べ後壁は2〜3mmと薄めである．LA-PV接合部の厚さは1.5mm前後であり，肺静脈内の心筋スリーブは肺静脈末梢に行くにつれて薄くなり，最後は消失する．上肺静脈では心筋スリーブは発達しておりPV口から2cm以上あることが多いが，下肺静脈では発達が悪く1cm前後と短いことが多い．また，左肺静脈は右肺静脈に比べて心筋スリーブが厚めである (図15).

　中隔穿刺に成功したらガイドシースを挿入し，先端開口部をPV方向に向けながら，左心房と

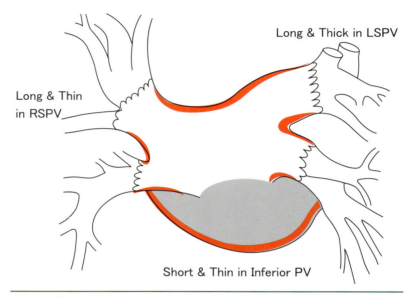

図15　各PV毎に長さと厚さが異なる心筋スリーブ

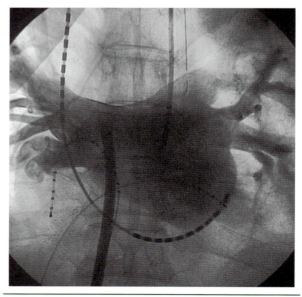

図16　ガイドシース先端より造影した左心房とPV

PVの造影を行なう．このとき1分間150以上で心室ペーシングを行なうと，造影剤が停滞して綺麗な造影像が撮影できる（図16）．LA-PV接合部の位置を正確につかむのには心腔内エコー（ICE）も有力である（図17）．フィリップスのEP-Navigation Systemを用いると事前に撮影した3DCT画像を投影することにより，術中の造影を省略することができる．ガイドシースを介してバスケットカテーテルをPV内に挿入すると，三次元的な電位の発達状況を把握できる（図18）．電位が高ければ心筋スリーブも厚く，電位が低ければ心筋スリーブも薄いことが推測できる．一般にLSPVではPV口からPV遠位まで高電位が記録されるが，LIPVではPV口近傍しか高電位は記録されない（図19）．

PVの隔離には，まずガイドシース先端をPV口に向けて，ガイドワイヤー（GW）を標的PV内に挿入する．ガイドシース先端は鈍的に出来てはいるが，力を入れすぎると心房穿孔を起こさな

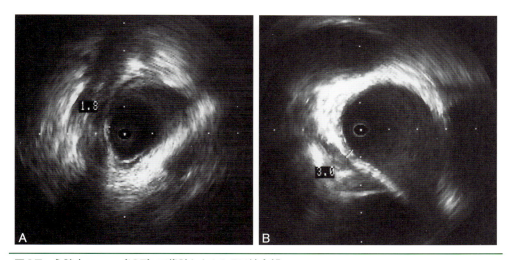

図17　心腔内エコー（ICE）で像映したLA-PV結合部
LIPVとLSPVでは血管壁の厚さが異なる．（A）LIPV　1.8mm，（B）LSPV　3.0mm．

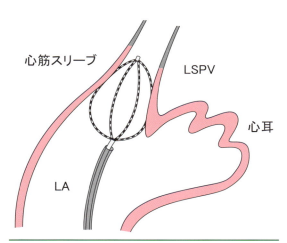

図18　バスケットカテーテルで三次元的な電位の発達状況を得る

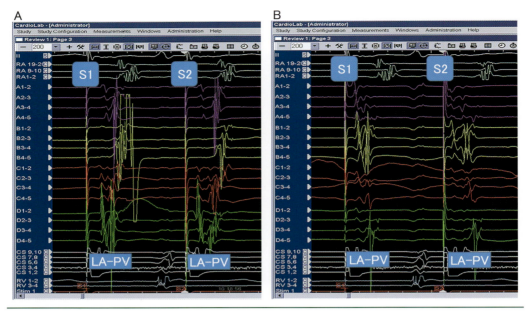

図19 バスケットカテーテルで得た心内電位
(A) LSPVでは奥までPV電位が存在する.
(B) LIPVでは手前しかPV電位が存在しない.

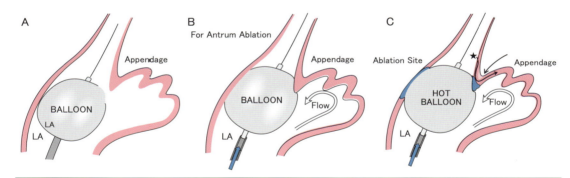

図20 PV周囲にリッジが発達した症例での肺静脈隔離失敗例
貫壁性焼灼に至らない。
(A) LA内でバルーンを拡張し，球形にする．(B) LA口によく密接するようにバルーンを押し込める．
(C) この状態ではホットバルーンは，深いリッジを貫壁性焼灼することができない．

いとも限らないので，抵抗があれば引き，ゆっくりと慎重に操作する．難しい場合にはガイドシースからの選択的造影あるいは心内エコーを用いて肺静脈口をみつける．

GWを介してバルーンを左心房内に挿入して拡張し，その先端をLA-PV接合部に押しつけると，このバルーンはクライオバルーンとは異なり柔軟性が高いので，PV口内にめり込まない．PV周囲にリッジの発達した症例ではバルーンアブレーションにて貫壁性焼灼に至らない（図20）．GWを介して収縮したバルーンをPV内に一旦挿入してから，バルーンのストレッチを解除して，希釈造影剤を注入してゆっくりとバルーンを拡張してゆく．はじめバルーンは肺静脈の

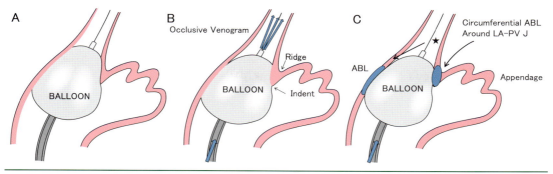

図21　リッジが発達しても、LA-PV結合部でダルマ型に変形させて肺静脈隔離成功
（A）バルーンを収縮してバルーン頭部をPV内に挿入する．
（B）バルーン先端がLA-PV接合部とよく密着するまでバルーンを拡張して，肺静脈口に押しつける．
（C）この部位で焼灼することで，肺静脈全周囲の貫壁性の焼灼が得られる．

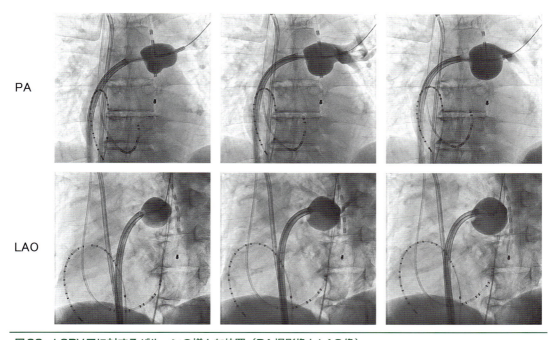

図22　LSPV口に対するバルーンの様々な位置（PA撮影像とLAO像）

　形状をとるが，さらに注入量を増やしてゆくと，バルーンの後方部は徐々に左心房側に向かって抜け，LA-PV接合部のところではダルマ型となる．すなわちバルーンの頭部は肺静脈形状に従い，バルーンの残りの部分は左心房前庭部で拡張して球形になろうとする．PV-LA接合部は一定以上には拡張しないので，バルーン上に圧痕として現れる．この圧痕はLA-PV接合部の位置を示している**（図21A, B）**．この部位でアブレーションするとリッジを含めて貫壁性の焼灼が得られる**（図21C）**．バルーンのPV口内への挿入が深いとPV狭窄を生ずる．**図22**は実際のPV口に対するホットバルーンの様々な位置を撮影している．図左から右へ，バルーン内液を増やしてバルーンを拡張する．左図ではバルーンは深くPV内に挿入されているが，中図ではバルーン

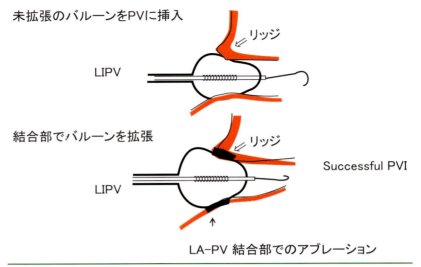

図23　LIPV口のリッジに対するバルーンの位置

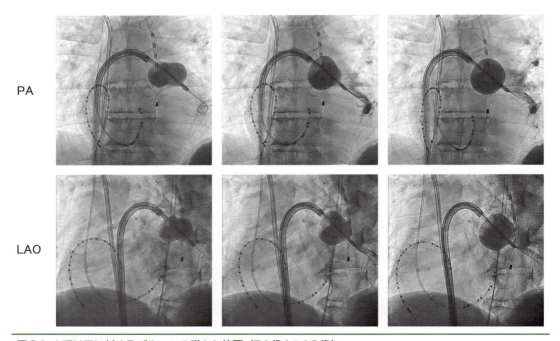

図24　LIPV口に対するバルーンの様々な位置（PA像とLAO像）

先端はLA-PV接合部に接触し，右図ではバルーンはPVの外，前庭部に接触している．

　LIPVにおけるバルーン位置を図23に示す．LIPVでもリッジの発達している場合も多いので，バルーン先端をPV内にまず挿入し，徐々に膨らませてゆく．図24左図ではバルーン先端はLA-PV接合部より深く挿入されているが，中図では接合部に接触，右図では前庭部に接触している．

　RSPVではPVから前庭部にかけて漏斗状を呈していることが多く，バルーンはこの形状に従って拡張する．RSPVの前壁は心房中隔で構成されているので，心陰影右縁の手前まで挿入す

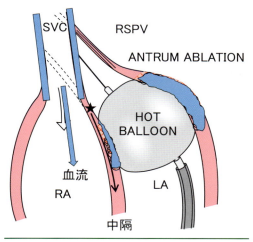

図25　RSPV隔離におけるバルーン挿入が浅く中隔を焼灼できない
星印が心房中隔上部でこの部分がアブレーション後残存する．その手前では中隔部分が残存する．

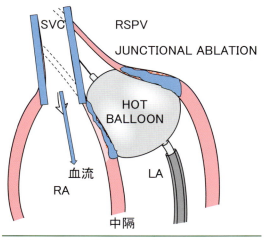

図26　RSPV隔離におけるバルーンの正しい挿入位置
ここまで挿入すると心房中隔部もすべてアブレーションされPV電位が消失する。

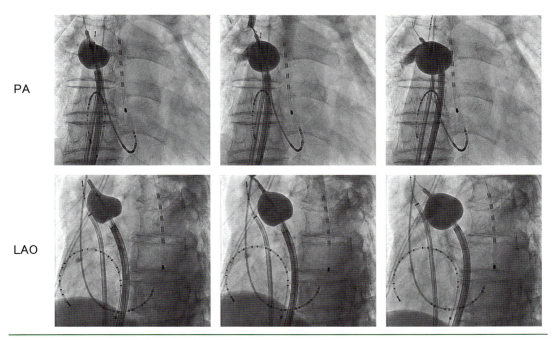

図27　RSPV口に対するバルーンの様々な位置（PA像とLAO像）

る必要がある（図25，26）．それより近位部を焼灼すると，中隔の部分が残存してPV電位が消失しない．PV口が拡張してPVから左心房への移行がなだらかな場合はLA-PV接合部の圧痕がほとんど認められないので，PV造影像と対比して接合部の位置を推測する．図27はRSPVアブレーション中の実写である．左図から右図へ，バルーン内液を増加すると，バルーン先端はPV内からLA-PV接合部，そして前庭部に接触する．

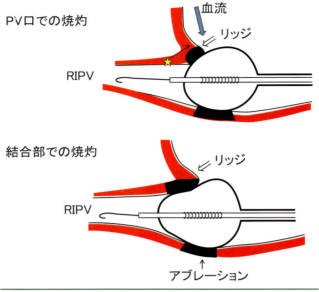

図28 RIPV口のリッジに対するバルーンの位置
上段ではアブレーションにより肺静脈隔離は失敗
下段ではアブレーションにより肺静脈隔離は成功

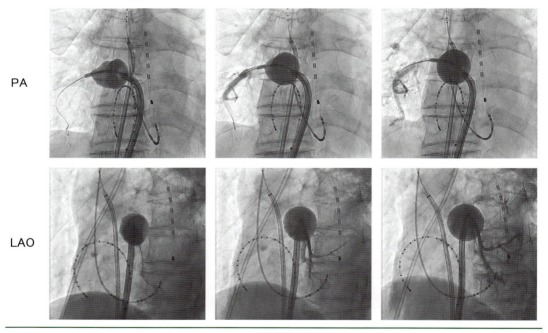

図29 RIPV口に対するバルーンの様々な位置（PA像とLAO像）

　RIPV隔離では前縁にリッジがみられることが多い（図28）．この場合も，バルーン先端を一旦PV内に挿入して，内液を注入しながらバルーンの接合部への接触状態を調節する（図29）．リッジが発達してない場合は，バルーン先端の挿入は数ミリにとどめアブレーションを施行する．

PV 狭窄をきたさずに恒久的肺静脈隔離を達成する方法

図30に示すごとく，バルーン温度と通電時間はLA-PV接合部の心筋スリーブの発達に従って決定する．左側PVの心筋スリーブは厚く，右側PVは薄い傾向にある．PVは縦隔内を走向して縦隔外にでる．RSPVとLSPVでは縦隔内を走行する距離が長いがLIPVとRIPVでは縦隔内を走向する距離は短い．縦隔外のPVは心筋スリーブはほとんどなく血管壁そのものなので，焼灼すると内膜増殖による肺静脈狭窄をきたす．RSPVとLSPVでは心陰影外にでてはならないが比較的深くバルーンを挿入してよい．RIPVとLIPVでは出来るだけ浅めに挿入する．RSPVでは前方で心房中隔とLSPVは左心耳と接続しているために，この部分の貫壁性焼灼が特に難しい．

肺静脈口径と肺静脈心筋スリーブの厚さは相関性があり，口径が小さい場合は心筋スリーブの発達もわるいので比較的低温で通電時間も短く，口径が大きいときは比較的高温で通電時間を長くする．またバルーン径が小さいと中心温度と表面温度の差が小さくなるので，バルーン中心温度が高いとバルーン表面温度が高くなりすぎることを念頭に入れる．接合部を貫壁性に焼灼することは必要であるが，過焼灼は接合部狭窄をも引き起こすので注意する．

肺静脈隔離を行なったあと，前庭部焼灼を行うが，前庭部焼灼はPV狭窄を起こすことはないので比較的高温で長く通電する．このように接合部焼灼と前庭部焼灼を二段階に行うことで，PV狭窄を避けてPV隔離と前庭部広範囲焼灼を達成することが出来る．

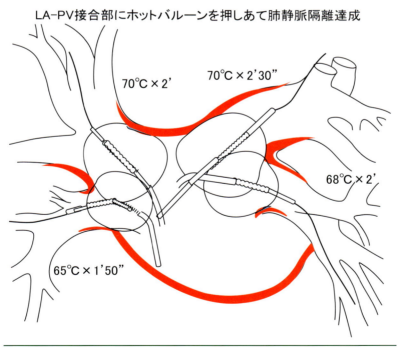

図30 焼灼部位ごとのバルーン中心温度と焼灼時間の設定

Ⅲ部

臨床例

症例1

一般的な症例における心房細動ホットバルーンアブレーションの手順

1　事前の検査

①胸部レントゲン写真
心陰影拡大，うっ血性心不全や横隔膜麻痺の有無を確認する．

② ECG の解析
心房細動の波高が高い場合は，細動の持続時間は短い．
一方，心房細動の波高が低い場合は，長期間持続している可能性が高く，停止すると洞不全が出現しペースメーカーが必要となる場合もある．
左室肥大があるときは心房壁も厚いことを念頭におく．

③心エコーの解析
心房径が重要な予後因子である．すなわち拡大がつよければ難治性である．
左心室が肥厚しているときは左心房壁も厚い可能性がある．
弁膜症が合併していれば難治性である．軽度の僧帽弁閉鎖不全はアブレーションによる左心房径の縮小に伴い改善する可能性はあるが，高度の閉鎖不全は外科的手術を併用する必要がある．

④肺静脈と左心房後壁と3DCTの分析（図1）
本例では左心房容積は89ccと正常上限であり，肺静脈口径平均はRSPV: 25mm　RIPV: 16mm　LSPV: 18mm　LIPV: 15mmであり，RSPVは中等度拡大しているが，他は軽度拡大にとどまる**（図2）**．RSPVは漏斗状で，LA-PV接合部は定かならず，前壁は右心房中隔と接していて，心筋スリーブは縦隔右縁まで存在するが，後壁では途中までしか発達していない**（図3）**．RIPVでは心筋スリーブ長は2〜3mmと短い**（図4）**．LSPVで前壁では心筋スリーブは長く厚く縦隔まで発達しているが，後壁では中途まで発達しているがやや薄い**（図5）**．LIPVの心筋スリーブは数mmの長さで短くて薄い**（図6）**．LSのインナービューではLSPVと左心耳は接近し，リッジは軽度発達している．左心房径は前後径が軽度に拡大している**（図7）**．

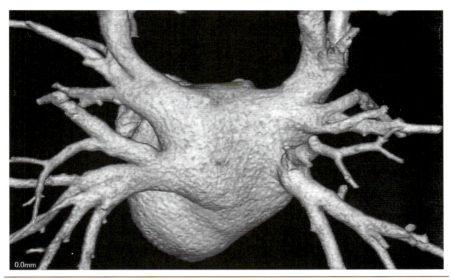

図1　アブレーション前の肺静脈と左心房後壁の3DCT

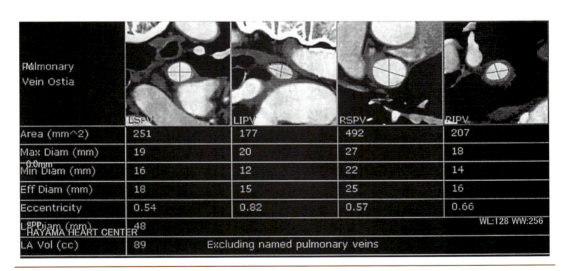

図2　アブレーション前の左房と肺静脈の計測

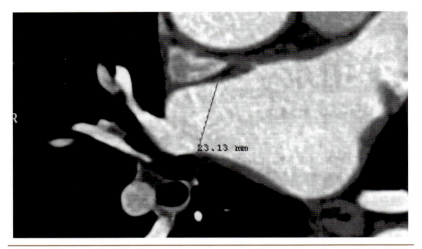

図3　RSPVの3DCT断面（口径23mm）

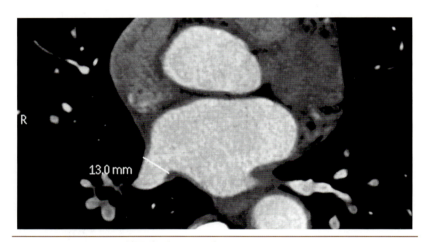

図4　RIPVの3DCT断面（口径13mm）

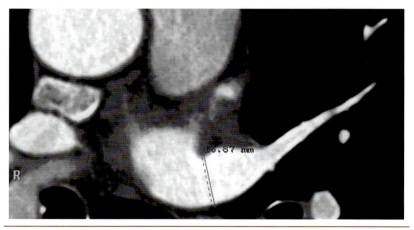

図5　LSPVの3DCT断面（口径19mm）

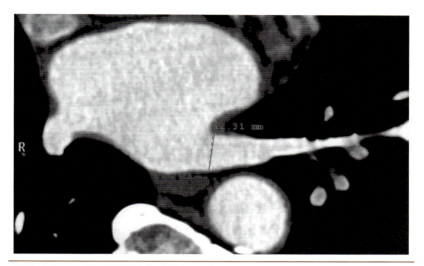

図6 LIPVの3DCT断面（口径12mm）

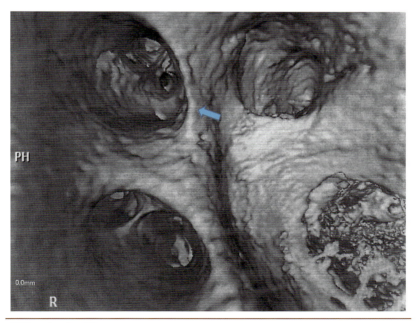

図7 インナービュー
LSPVと左心耳間のリッジの発達が見られる（矢印）.

2　心房細動ホットバルーンアブレーション

　全身麻酔下あるいは深い鎮静下に気道を確保して，大腿静脈および左頸静脈より電極カテーテルを挿入し，上大静脈，右心房，冠状静脈洞，右心室などの電位を記録し電気刺激を準備する．上大静脈からパルス幅10msec～20msecで出力5～10Vの電気刺激を入れて，1分間30～60回の横隔膜ペーシングが出来ることを確認する．食道内に温度センサーと冷却水注入チューブを経鼻的もしくは経口的に挿入し，低浸透圧造影剤にて食道造影を行ない，狭窄や蛇行の有無を確認する．ブロッケンブロー法にて心房中隔穿刺を施行し，ヘパリン化してガイドシースを左心房内に留置する．

1）PV電位の記録

　ガイドシースをPV口に接近させ，バスケット型またはラッソ型の電極カテーテルを各PV内に挿入し，PV電位と前庭部の電位を記録する．これらの操作が難しいときには，ガイドシースサイドチューブより造影時を注入してPVを造影する．

　図8は4PV内にバスケット型電極カテーテル挿入の写真である．図9から図12は，RSPV，RIPV，LSPV，LIPVのアブレーション前の電位である．心房電位とPV電位の区別がつかないときには冠状静脈洞や上大静脈からペーシングして判別する．

2）EPナビゲーター

　フィリップス社のナビゲーターは三次元的に事前に撮影された3DCT画像を透視の中に取り込むので便利である．図では上大静脈に挿入された横隔膜ペーシング用の電極カテーテル，右心房内のヘーロカテーテル，冠状静脈洞内の10極カテーテル，食道内の7極温度センサーが投影されている（図13）．バルーンはRSPV口に留置されている．

3）PV隔離アブレーションの順番

　PV口周囲の焼灼はRSPV口から開始する．LSPV口から開始するとこの部位には副交感神経節が豊富であるため，温熱刺激により高度な徐脈をきたし，10秒を超える洞停止や房室ブロックが頻発する．RSPV口より先に開始すると，心拍数が増加し，LSPVを焼灼しても徐脈反応が軽減され，高度な徐脈が出現しないことが多い．

　また，食道はLIPVに近いことが多く，その周囲をアブレーション中に食道温度が上がりやすく，冷却水の食道内注入を大量にする必要があるため，胃が満杯になって，胃管から吸引しなくてはならない場合がおこる．そこでLIPV口周囲は最後のアブレーションにした方が便利である．

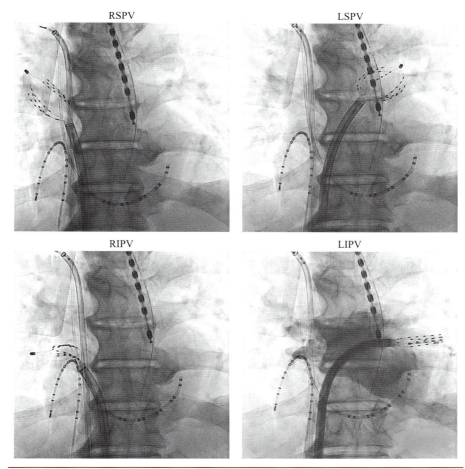

図8 RSPV（左上），RIPV（左下），LSPV（右上），LIPV（右下）の各肺静脈内に挿入した診断用バスケットカテーテル

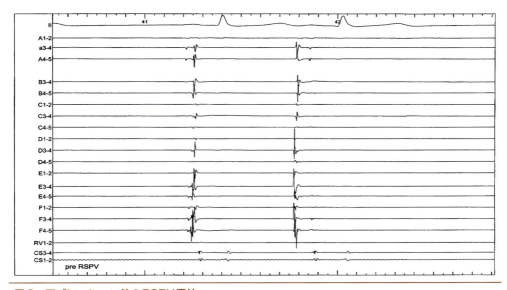

図9 アブレーション前のRSPV電位

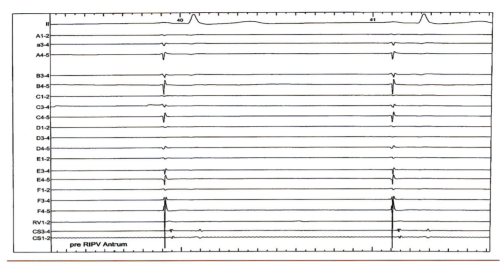

図10　アブレーション前のRIPV電位

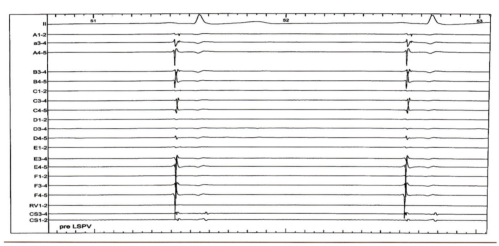

図11　アブレーション前のLSPV電位

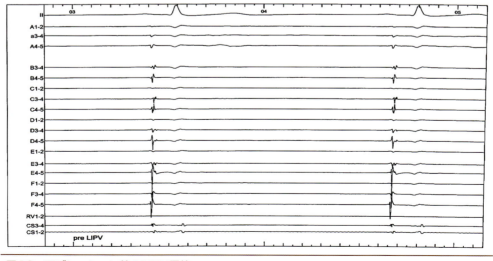

図12　アブレーション前のLIPV電位

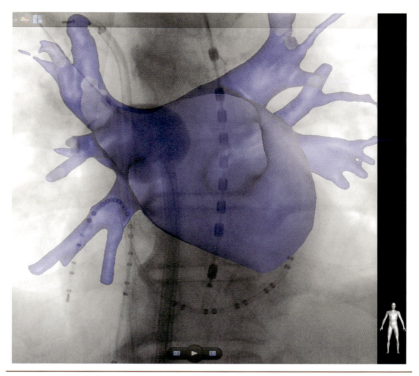

図13　EPナビゲーターによるRSPV口へのバルーン留置

4）RSPV口周囲の焼灼

　まず，ガイドシースを介してガイドワイアーを至適PV分枝に挿入する．RSPVでは上枝への挿入がバルーンをPV口に同軸生に保持するのに有用である（**図14A**）．次にストレッチして収縮させたバルーンをガイドシースからPV内に挿入する（**図14B**）．バルーン内に少量の希釈造影剤を注入し（**図14C**），これを潤滑剤としてバルーンのストレッチを解除する（**図14D**）．バルーン内に約10 ccの希釈造影剤を追加してバルーンを拡張するが，バルーン先端はPV内にとどまるのでここでアブレーションするとPV狭窄を起こす（**図14E**）．更に追加するとバルーン先端は心陰影右縁のところでRSPV口に接する．カテーテル先端から造影して閉塞性PV造影が得られれば，ここがRSPV口のアブレーションの位置であり，この時，上大静脈の電極カテーテルにて横隔膜ペーシングを1分間60回で行ないながら，バルーン中心温度70℃設定で高周波通電を1〜2分間施行する（**図14F**）．もしも横隔膜の動きに低下が見られたら，直ちにバルーンをPV口より左心房内に引き抜き，高周波通電を中止する．つづいてバルーンを更に拡張し，バーンをPV口より外の前庭部にあてて中心温度70℃にて2〜3分間通電する．この時も横隔膜ペーシングは継続する．PV口から前庭部焼灼を連続通電とすると，前庭部が重ね焼きされて深く焼灼され，再発が少なくなる．

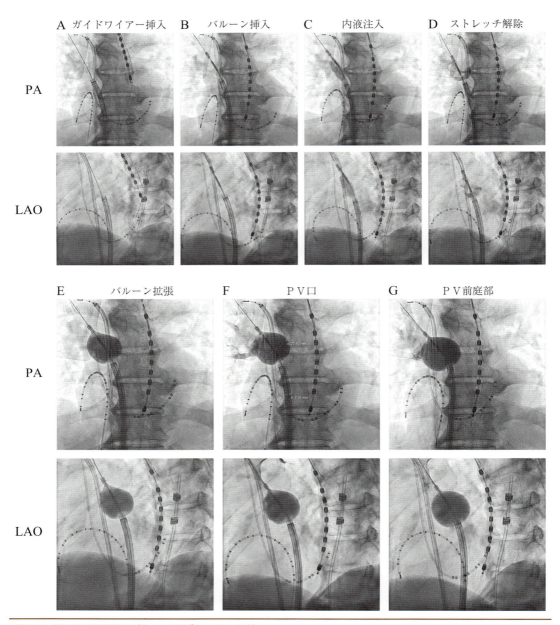

図14　RSPV口周囲のバルーンアブレーション法

①天蓋部と右 Carina の焼灼

　RSPV口周囲のアブレーションが終了したら，RSPVに挿入されたままのガイドワイヤーを押してバルーンを右側天蓋部に移動させ，バルーン内液量を約3cc吸引して，バルーンを小さくし，バルーン上部を右側天蓋部に，バルーン後部を左心房後壁に押しつけて，70℃で3分間通電する**(図15H)**．天蓋部が長いときは，更にガイドワイヤーを押してバルーンを天蓋中央部に近づけ，70℃3分間の高周波通電を行なう．続いて，バルーンを一目盛りストレッチし楕円形にして，ガイドシースを反時計方向に回転させて，バルーンをCarinaにあてて70℃2分30秒間の通電する**(図15I)**．

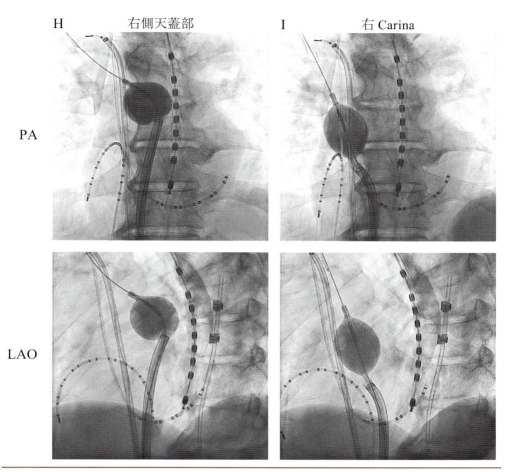

図15　右側天蓋部とCarinaの焼灼

②ガイドシース内へのバルーンの引き込み

　アブレーションが終了したら，バルーン内希釈造影剤を吸引し（**図16A**），バルーン内に潤滑剤として1〜2 cc残した状態でストレッチして（**図16B**），最大吸引してバルーンを最小にしてガイドシースの中に引き込む（**図16C**）．

5）RIPV口周囲の焼灼

　図17はEPナビゲーターによるRIPV口へのバルーン挿入を示す．これにはまずガイドシースを90°屈曲させてCCWR反時計方向に30°ほど回転させ，RIPV口の近傍に先端を誘導し（**図18A**），ガイドワイヤーをPVの水平枝に挿入する（**図18B，C**）．次にストレッチして収縮させたバルーンをガイドワイヤーを介してPV内に挿入する．次にバルーン内に潤滑剤として希釈造影剤を少量注入し，ストレッチを解除してバルーン内に希釈造影剤液を更に注入してバルーンを拡張する（**図18E〜G**）．**図18E**はバルーン内注入量が少なく，バルーン先端はPV末梢に挿入されているので，ここで通電するとPV狭窄を起こす．更に注入量を増やすとバルーン先端のみ

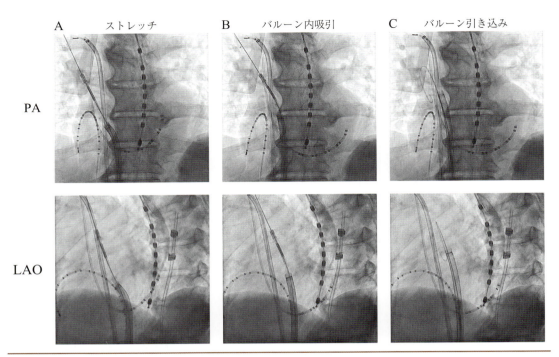

図16　ガイドシース内へのバルーンの引き込み

A　ストレッチ　　B　バルーン内吸引　　C　バルーン引き込み

PA

LAO

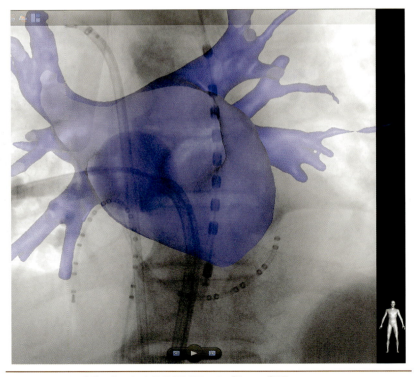

図17　EPナビゲーターによるRIPV口へのバルーン留置

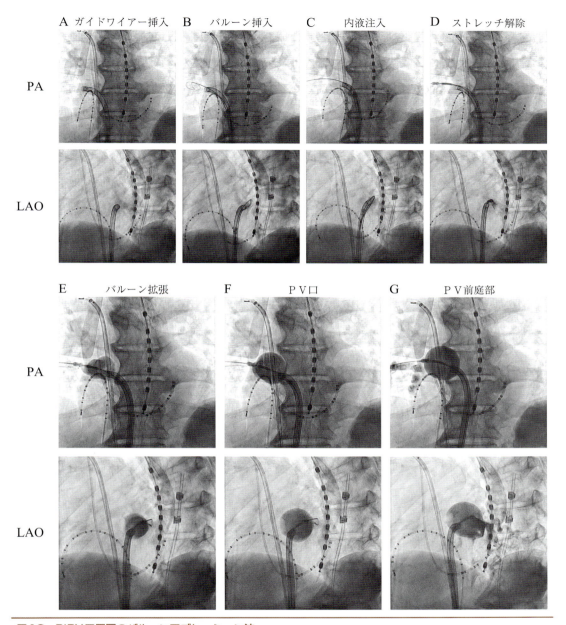

図18 RIPV口周囲のバルーンアブレーション法

がPV口に接する**（図18F）**．ここで70℃ 1分間の通電を行い，更に注入量を増やして，バルーンがPV口内には入らず，前庭部に接するところで2.5分間の通電を行う**（図18G）**．前2操作を連続通電で行なうと前庭部の一部が重ね焼きされる．ここから更にバルーンを縮小して，RIPVに挿入されたガイドワイアー押すと，バルーンは左側に移動し，左心房後壁下部を焼灼できる．本例は発作性なので左心房後壁ボトムライン作成まではしないが，持続性や慢性では必要となる．

6）LSPV口周囲の焼灼

図19はEPナビゲーターによるバルーンのLSPV口への挿入を示す．食道温度センサーの位置からLSPV口は食道に近接していることがわかる．

これにはまず，図20Aに示すように，ガイドワイヤーをLSPVの上枝に挿入する．このガイドワイヤーの位置は大切である．他の枝だとバルーンとLSPVの同軸性が保てず，バルーンはLA-PV接合部にうまく接触しない．LSPV口に対するガイドシース先端の位置を変えて試みても，上枝にうまく入らないときは，ガイドシースを介して造影を行い，ガイドシース先端をLSPV口内に一旦挿入し，そこからガイドワイヤー操作を試みるのがよい．左心耳が隣接するので，ここに誤って挿入して穿孔することのないよう注意する．

ガイドワイヤーが上枝に挿入されたら，これを介してストレッチして収縮させたバルーンをPV内に挿入する（図20B）．次に少量の希釈造影剤を注入してストレッチを解除する（図20C, D）．バルーン内注入量を増やすとバルーン先端部はPV末梢からPV口へと移動する（図20E）．バルーン先端は第二気管支を超えないところまで拡張する（図20F）．この位置がバルーン先端部はLA-PV接合部に接しており，閉塞性PV造影が得られたら，70℃2分間の通電を行なう．さらにバルーンを拡張するとバルーン先端はPV口の外の前庭部に密着する．閉塞造影が得られたら70℃3分間の通電を行なう（図20G）．これらの操作を5分間連続通電で施行すると前庭部の重ね焼きができる．

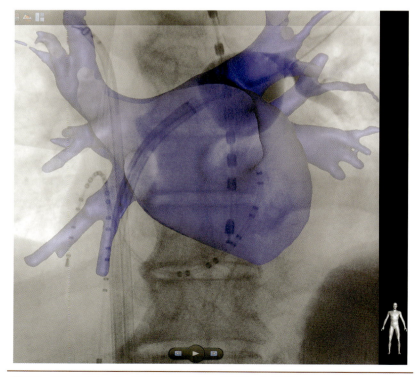

図19　EPナビゲーターによるLSPV口へのバルーン留置

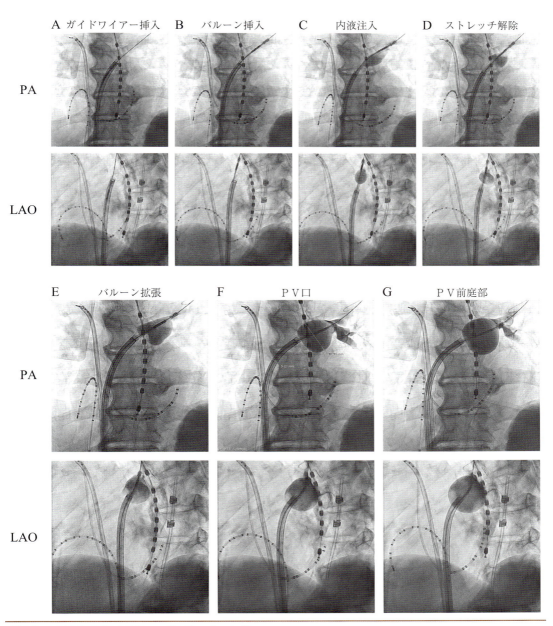

図20 LSPV口周囲のバルーンアブレーション法

7）左側天蓋部と左 Carina の焼灼

　LSPV口周囲の焼灼が終了したら，LSPV内にガイドワイアー先端を残したまま，ガイドワイアー後端を押して，バルーン上部を左側天蓋部に後部を左心房後壁にあて，70℃3分間通電を施行する．天蓋部が長いときには，さらにガイドワイアー後端を押してバルーンを天蓋中央部に移動して焼灼を追加する**（図21A）**．

　次にLSPV内にガイドワイアーを残したまま，バルーンを1目盛りストレッチして，バルーン内液を3cc吸引して楕円形にし，ガイドシースを反時計方向に回転して左Carinaにあて，70℃3分間の通電を行なう**（図21B）**．

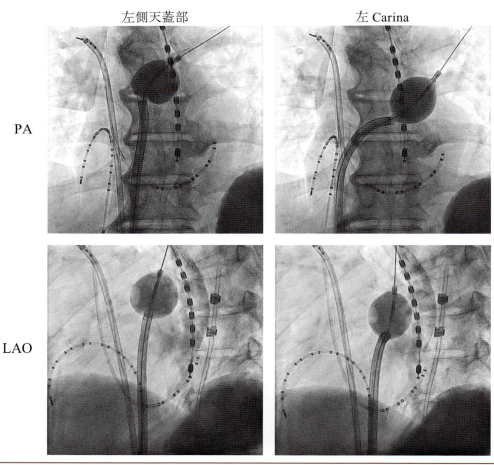

図21　左側天蓋部と左Carinaへのバルーン留置

8）LIPV口周囲の焼灼

図22はEPナビゲーターを用いたバルーンによるLIPV隔離を示す．

これにはまず，ガイドシース先端を天蓋近くにもってゆき，90°以上屈曲させて，ガイドワイアーを上からLIPV下枝に向かって落とし込むように挿入する**（図23A, B）**．次にストレッチして収縮したバルーンをガイドシースを介してPV内に挿入する**（図23C）**．次に少量の希釈造影剤をバルーン内に注入し，ストレッチを解除する**（図23D）**．さらにバルーン内液を増やすと，バルーン先端はPV末梢からLA-PV接合部に移動する**（図23E, F）**．ここで閉塞性PV造影が得られれば，中心温度70℃にて2分間の通電を行い，通電しながらさらに内液を約3cc増量してバルーンを拡張し，前庭部にあてて70℃×3分間の連続通電を行なう．食道温度をモニターし，39℃を超えたら約3℃に冷却した希釈低浸透圧造影剤を1回20cc注入して，食道温度を下げる．すぐに食道温度が再上昇するときは，バルーン中心温度を66〜68℃に下げる．これらの操作を繰り返して食道温度が40℃以上にならないようにする．

ここから更にバルーンを縮小して，LIPVに挿入されたガイドワイアーを押すと，バルーンは中央に移動し，70℃×3分間で左心房後壁下部を焼灼できる．さらにガイドワイアーを押してバルーンを移動させて焼灼すると，RIPVからの延長線とつながり，左心房後壁ボトムラインを形成し，肺静脈と左心房後壁の広範囲隔離（BOX ISOLATION）が完成する．これは持続性や慢性心房細動では有効性の高いアブレーションとなる．

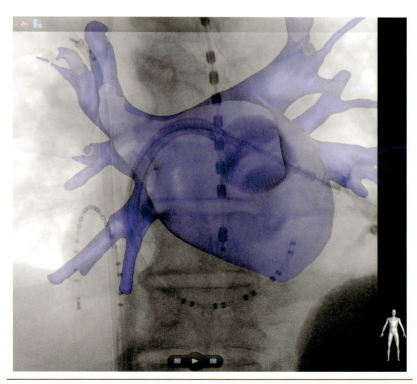

図22　EPナビゲーターによるLIPV口へのバルーン留置

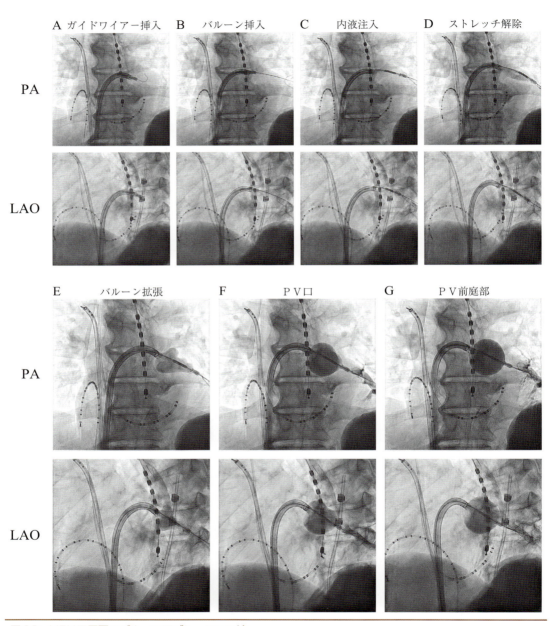

図23　LIPV口周囲のバルーンアブレーション法

3 アブレーション後のPV電位と左心房電位

図24はRSPV口周囲1回アブレーション後の電位であるが，上大静脈電位は減高しながらも残存しているが，PV電位は完全に消失している．

図25はRIPV前庭部の電位であるが，介在物がないので無電位になっている．

図26はLSPV電位であるが，減高した左心耳の遠隔電位はあるが，PV電位は完全に消失している．

図27はLIPV電位であるが，左心耳の遠隔電位はわずかに残存するが，PV電位は完全に消失している．

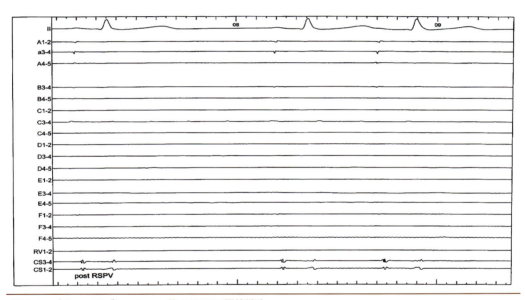

図24　バルーンアブレーション後のRSPV電位消失

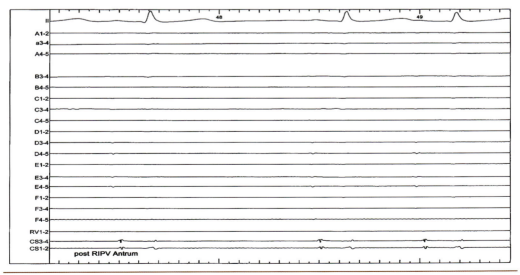

図25　バルーンアブレーション後のRIPV電位消失

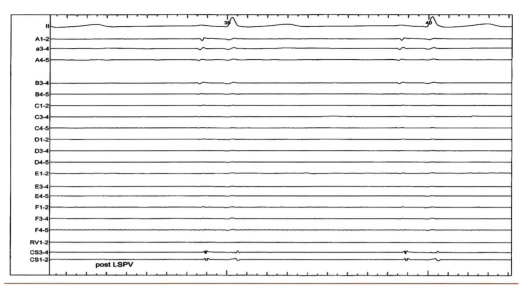

図26　バルーンアブレーション後のLSPV電位消失

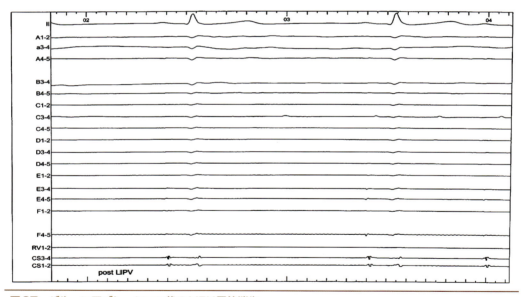

図27　バルーンアブレーション後のLIPV電位消失

　更に，ガイドシースを介して双極電極カテーテルを挿入し，バルーンによるCarina，天蓋部と左心房後壁の焼灼部位の電位を確認したが，全ての心房電位は消失していた．また，同部の電気刺激で心房を捕捉しなかった．

症例2
肺静脈口が拡大しPVからLAの移行が緩やかな症例

　症例は64歳男性．発作性心房細動．エコーでは左心房径45mmと拡張している．3DCT（**図1**）では肺静脈口は軽度拡張しPVからLAへの移行はスムーズである．

　3DCT（**図1**）にて横断面を下から上にたどると，まず横隔膜が現れ，続いてPV影と脊椎前を走向する食道が現れる（**図2**）．このとき心外膜によりそう横隔膜神経の走行が分かる（矢印）．横隔膜神経の断面をとらえたら，これを上方に追跡して横隔膜神経の走向をとらえ，PVとの位置関係を把握する．PV本幹は途中から肺静脈の分岐をだす（**図2**）．RSPVの前壁側の一部は心房中隔より構成されている．本症例でも横隔膜神経はRSPVより数ミリの距離で走行し，食道はLIPVの近傍を走るので（矢印），アブレーション時にはこれらに注意が必要である．RSPV本幹は漏斗状になっていて静脈口の位置は定かではない．**図3**はインナービューである．

　心房中隔外側は心陰影右縁と一致する．心房中隔とRSPVは電気的に連絡しているので，RSPV隔離するにはバルーン先端をここまで挿入して心房中隔もアブレーションする必要がある．

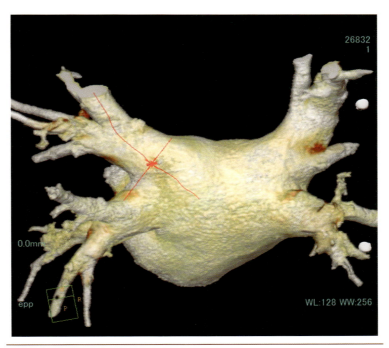

図1　症例2の肺静脈と左心房後壁の3DCT

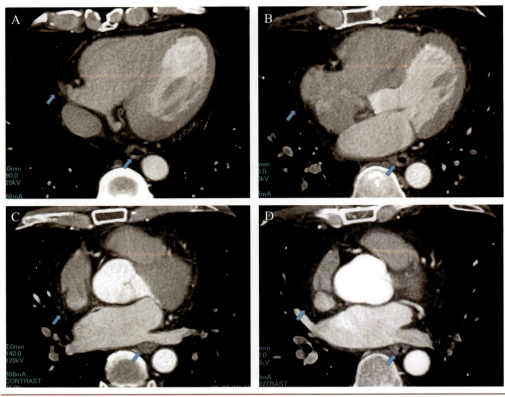

図2　アブレーション前の断層CT像による横隔膜神経の走向（左側矢印）と食道の走向（後方矢印）

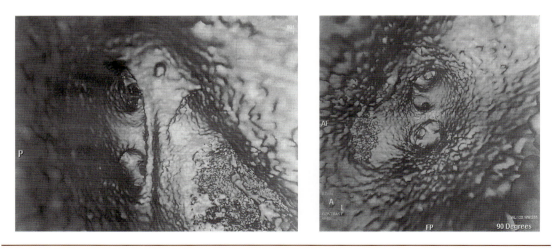

図3　インナービュー
左図は左肺静脈入口部と左心耳を示す．右図は右肺静脈入口部を示す．

1）RSPV口周囲の焼灼

　ガイドシースをRSPV口に接近させ，GWをRSPV上枝に挿入した後，バルーンは収縮した状態で肺静脈内に一旦挿入する．次にバルーンのストレッチを解除して，バルーン内液注入して徐々に拡張してゆく．バルーン先端がPV分枝の合流部の手前にあり，右心陰影の内側に入る位置まで拡張したらここで内液注入を中止する(図4-1)．ガイドワイヤーの位置を確認し，ガイドシースをPV本幹の走向と同軸性にまげて，カテーテルシャフトを中程度の力で押し出し，バルーンをPV口に圧着する(図4-1B)．本例ではPV口と左心房の移行がなだらかなので，バルーンを押しつけても圧痕がみられず，LA-PV接合部が明瞭でないので，PV造影像と比べながら，バルーン位置を決める．強く押しすぎるとバルーン先端部はRSPV管状部末梢に入りこみ，横隔膜神経麻痺やPV狭窄を起こすので，禁忌である．バルーンを保持しながら先端造影を行ない，閉塞性肺静脈像が得られたらバルーンはPV口に密着している．

　次に上大静脈に留置した電極カテーテルで電気刺激幅10msec以上最大出力で横隔膜神経ペーシングを1分間30〜60回行なう．右季肋部に手を当て，ペーシングによる横隔膜の動きを確認したら通電を開始する．バルーン中心温度と通電時間はPV口径，壁厚とPV電位の発達状況から決定されるが，通常中心温度70℃ 2分間でPV電位は消失する(図4-2)．もしも横隔膜の動きが低下したら，直ちにバルーンを引き抜いて，通電を中止する．

　通常LA-PV接合部焼灼が終了したら，バルーン内液を2〜4cc追加してバルーンを更に拡張し，RSPV前庭部の焼灼を行なう．この時も横隔膜ペーシングは必ず行なう．バルーンが肺静脈内に入り込んでいなければ肺静脈狭窄は起こさないので，バルーン中心温度70℃のままで通電時間は2分30秒から3分間と長くする．

2）RIPV口周囲の焼灼

　RIPV口は右側後壁よりに開口している（図5）．その高さが横隔膜近くにあるときは，右心房にガイドシースが抜けやすいので注意する．ガイドシース先端部はPV口近傍で90°屈曲して，反時計方向に回してRIPV口に向け，ガイドワイヤーをRIPV内に挿入する．ガイドワイヤーはRIPV中枝に挿入するとガイドシースはPV口で安定しやすい．ガイドワイヤーがPV枝に挿入されたら，収縮したバルーンをPV内に進め，徐々に充填液を注入して拡張する．バルーンが深い位置にあるときには，バルーンは三段形状をとる．これはバルーン先端部がRIPV分枝に挿入されていることを示す．さらにバルーンを拡張すると，バルーン形状は二段となる．バルーン先端はPV本幹に挿入され，バルーンの圧痕はLA-LIPV接合部を示している．拡張しすぎるとバルーンは心房側に抜けてしまう．バルーン先端数ミリがRIPV口に挿入され，RIPV分岐を閉塞していなければ，ガイドシースを90°曲げて固定して，カテーテルシャフトを押し出し，バルーンをPV口に押し付ける．バルーンがPV分枝内に入り込む場合は充填液を更に追加する．バルーンの充填液量は10ccを超えたほうが安全である．次にカテーテル内筒先端より造影剤を注入して，閉塞性PV造影が得られることを確認したら，通電を開始する．通常バルーン中心温度と通電時間は65℃ 1分45秒で，PV電位は消失する．RIPVでの心筋スリーブの発達は悪く，通常長さは10mm以内で厚さも1.5mm以内であるので，決して深く挿入してはならないし，過剰に焼灼してはならない（図6）．更にバルーン内液を2〜3cc追加してバルーンを拡張し，前庭部を焼灼する．

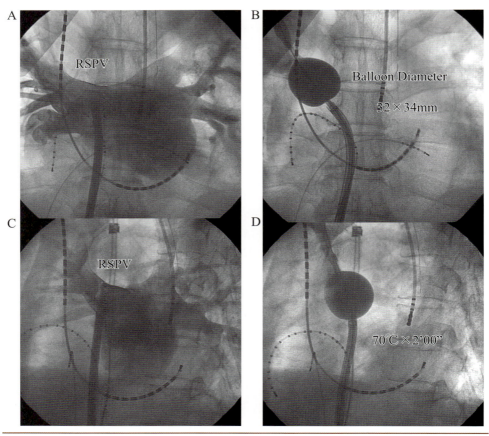

図4-1 RSPVの血管造影と入口部に留置したホットバルーン

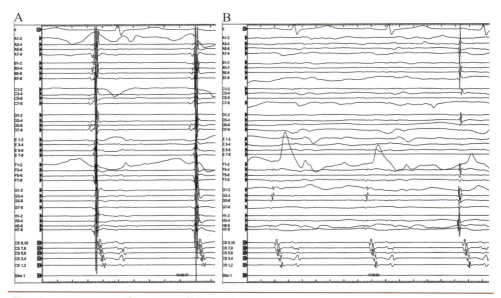

図4-2 RSPVへのアブレーション前後の心内電位図
（A）アブレーション前，（B）アブレーション後

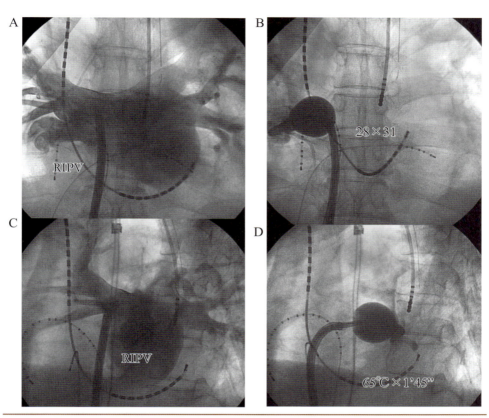

図5 RIPVの血管造影と入口部に留置したホットバルーン

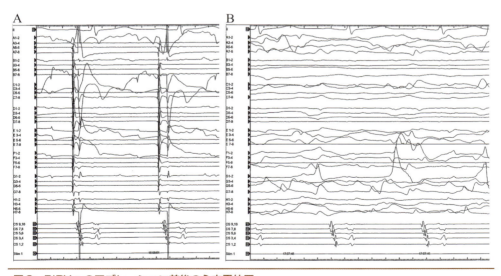

図6 RIPVへのアブレーション前後の心内電位図
（A）アブレーション前，（B）アブレーション後

3) LSPV口周囲の焼灼

　LSPV前方には隣接して左心耳があり，左心耳は厚い肉柱と薄い心房筋でできているが，左心耳先端は薄い．誤ってここにカテーテル先端を挿入すると穿孔しやすい．ガイドワイアーGWがLSPV口に向かわず，左心耳に向かうときはガイドシースを引いて軽く時計方向に回転させ，その先端が後方を向くようにすると，比較的容易にGWをLSPV内に挿入できる．GWを介して一旦収縮したバルーンをLSPV内に挿入し，バルーンをゆっくりと拡張する．LSPVと左心耳は近接しリッジが発達して隆起している場合が多いので，バルーン先端をLSPV口内に挿入した状態でバルーンをLA-PV接合部に押しつける．バルーンを左心房内で拡張してLSPV口に押しつけても，リッジは左心耳内の血流によりクーリングされ，貫壁性焼灼は不完全に終わることがあり，PVIを達成できない．

　この症例はCT断面（図1）とインナービュー（図3）でみると，LSPVと左心耳との間に距離があり，リッジがあまり発達していない．バルーン前方側面をLA-PV接合部に圧着しても圧痕はわずかであるが，一回の通電にてPV電位の消失をみている．バルーンがPV末梢壁に接触してないのでPVI狭窄の心配はない（図7，8）．

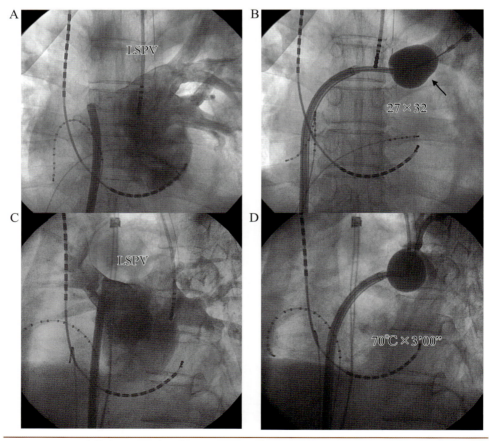

図7　LSPVの血管造影と入口部に留置したホットバルーン
矢印は肺静脈口による圧痕を示す．

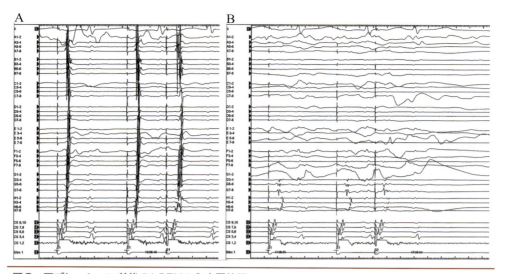

図8 アブレーション前後のLSPVの心内電位図
(A) アブレーション前, (B) アブレーション後

4) LIPV口周囲の焼灼

　隔離に最適なガイドワイヤーの位置はLIPV下枝である．この部位への挿入のためにはガイドシース先端をまずルーフ近くにもってゆき，90°以上屈曲させてLIPV口の方を向かせ，これを介してガイドワイヤーを上から落とし込むような形でLIPV下枝に挿入する．ガイドワイヤーがLIPV中枝に入る場合一旦ここにカテーテル先端を接近させ，ガイドシース先端をさらに数ミリ屈曲してから，ガイドワイヤーをLIPV下枝に挿入する．バルーンをLIPV本幹に挿入し，内液を追加して徐々に拡張し，バルーン前方側面を接合部に当てる**（図10）**．リッジが発達した症例ではバルーンに圧痕がみられるが，本例ではリッジの発達は中等度であり，挿入したバルーンにはわずかな圧痕がみられるが，1回の通電でPV電位の消失をみている**（図9）**．

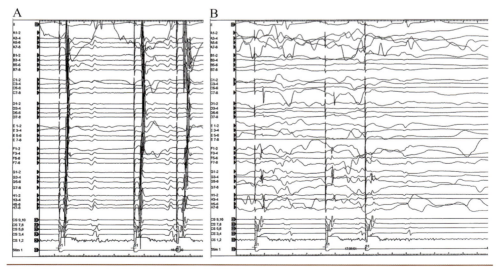

図9 アブレーション前後のLIPVの心内電位図
(A) アブレーション前, (B) アブレーション後

本例のアブレーション後のCT(図10)をみると，バルーン先端はPV内に挿入されたが，LA-PV接合部に接触し末梢PVには接触していないので，PV狭窄はほとんど起こっていない(図11).

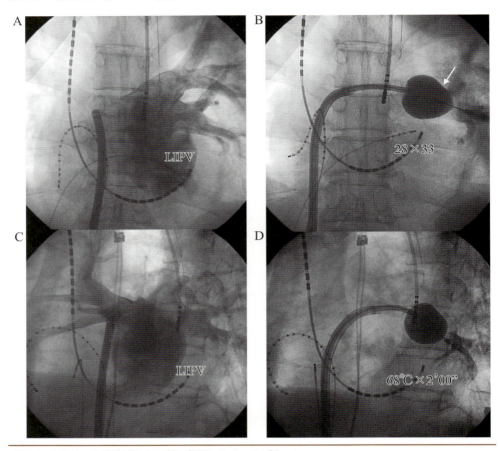

図10　LIPVの血管造影と入口部に留置したホットバルーン
矢印は肺静脈口による圧痕を示す．

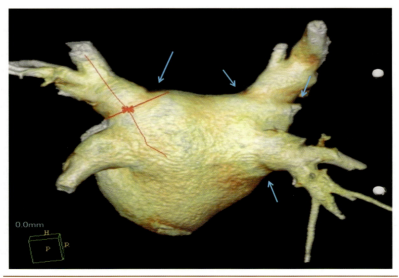

図11　アブレーション後6ヶ月の3DCT
矢印はアブレーションによる軽度狭窄を示す．

症例3

発達した左右上肺静脈が鋭角的に交差している症例（図1）

症例は57歳男性．発作性心房細動．アブレーション前の3DCTと肺静脈口と左心房の計測を**図1，2**で示す．CT断面（**図3**）をみると，やはり縦隔内のPVの壁は厚く，縦隔外のPV壁は

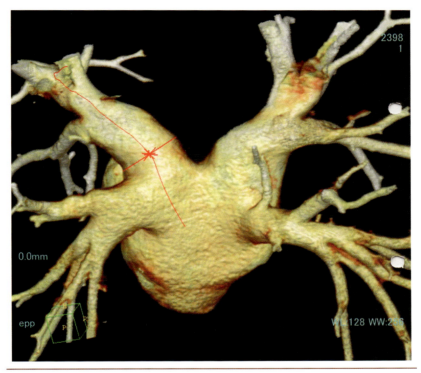

図1　症例3のアブレーション前の3DCT

Pulmonary Vein Ostia	LSPV	LIPV	RSPV	RIPV
Area (mm^2)	379	198	305	160
Max Diam (mm)	25	19	23	16
Min Diam (mm)	20	12	16	12
Eff Diam (mm)	22	16	20	14
Eccentricity	0.62	0.78	0.74	0.65
LA Diam (mm)	37			
LA Vol (cc)	57	Excluding named pulmonary veins		

図2　アブレーション前の肺静脈口径と左心房の計測

薄い．インナービュー（**図4**）でみると，上PVは接近して稜線を形成している．どこからがPVでどこからが左心房後壁か判然としない．このような例が多数存在することはもともとPVと左心房後壁は同一の組織から派生したことを示唆している．**図5**はガイドシースからのPVとLAの造影である．

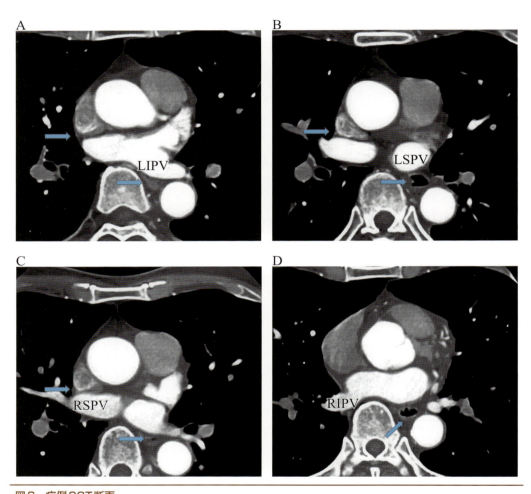

図3　症例3CT断面
（A）LIPVレベル，（B）LSPVレベル，（C）RSPVレベル，（D）RIPVレベル
左矢印は横隔膜神経の走向を示す．下矢印は食道の走向を示す．

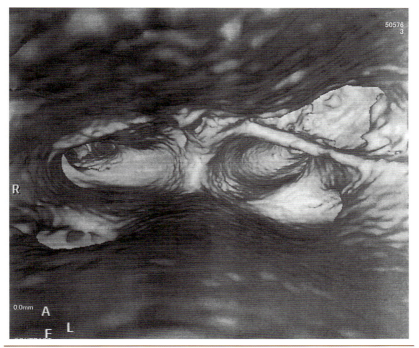

図4 アブレーション前のCT 左心房内部のインナービュー
左右肺静脈間は隆起し，左心耳は左肺静脈口にせまっている．

1）RSPV口周囲の焼灼

RSPVでは心筋スリーブは長いので，バルーン先端を心陰影右縁まで挿入したが，バルーンは卵形で圧痕はみられない．70℃ 2分間1回の通電を施行した（**図6-1**）．その後，PV電位は消失している（**図6-2**）．

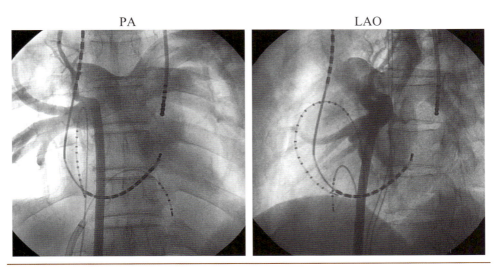

図5 ガイドシースからのPVとLAの造影

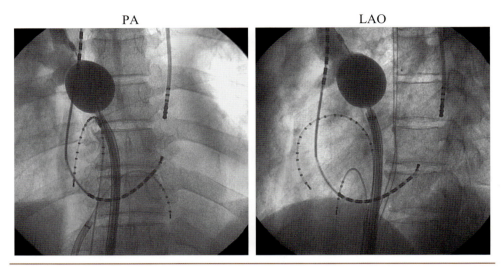

図6-1　RSPV口のアブレーション
肺静脈口にバルーン赤道部が接している．

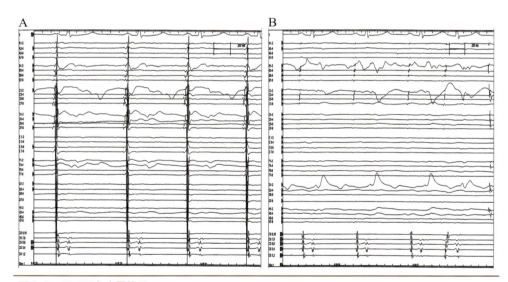

図6-2　RSPV心内電位図
（A）焼灼前　PV電位は全誘導で記録される．
（B）焼灼後　PV電位はすべて消失している．

2）RIPV 口周囲の焼灼

RIPV（図7）ではCTから心筋スリーブは短いのでバルーン先端のみ挿入し，1分間50秒の通電を施行し，さらにバルーンを拡張して前庭部に2分30秒の追加通電を施行した．これによりPV電位は消失した．

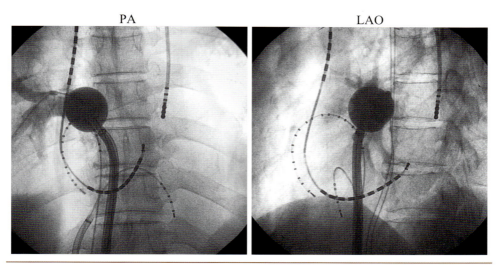

図7-1　RIPV口のアブレーション
バルーン先端部が右下肺静脈口に接している．

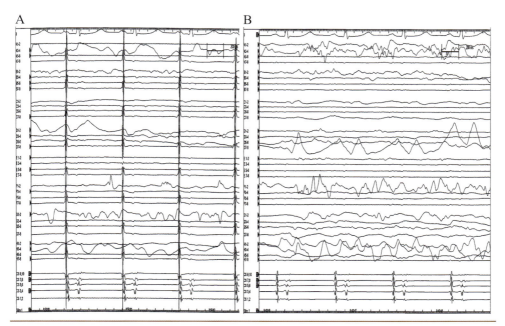

図7-2　RIPV口心電図
（A）アブレーション前記録されたPV電位．
（B）アブレーション後全PV電位は消失．

3) LSPV口周囲の焼灼

　LSPVはCTでは心筋スリーブが長く，隣接して左心耳があり，リッジが発達しているので，この隔離が難しいことを示している．バルーンをどこまで挿入するかが問題であったが，先端のみの挿入ではバルーンは安定せず，バルーンを更に挿入しその赤道部をLA-PV接合部に押し当て，70℃3分間の通電1回し，PV電位の消失に至った**（図8）**．

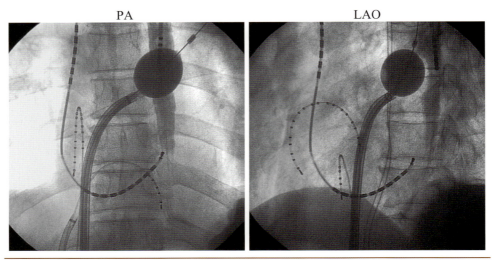

図8-1　LSPV口のアブレーション
左下肺静脈口にバルーン赤道部が接している．

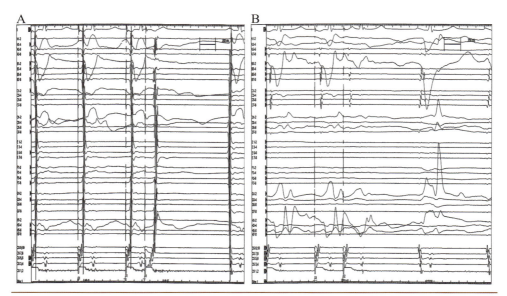

図8-2　LSPVの心内電位図
（A）アブレーション前，（B）アブレーション後
アブレーション前　記録されたPV電位はアブレーション後すべて消失している．

4）LIPV口周囲の焼灼

　LIPVでもRIPVと同様に心筋スリーブは短いので，バルーン先端のみ数ミリをPV口内に挿入しアブレーションすることで，PV電位の消失に至った（**図9**）．

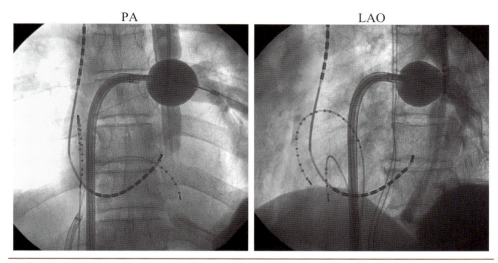

図9-1　LIPV口のアブレーション

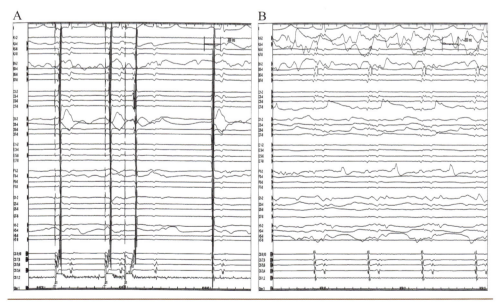

図9-2　LIPVの心内電位図
（A）アブレーション前，（B）アブレーション後
アブレーション前記録されたPV電位は，アブレーション後すべて消失している．

アブレーション1年後

図10はアブレーション後1年のCTであるが，バルーンを深く挿入したRSPVとLSPVでは軽度の狭窄が生じているが，バルーンを浅く挿入したRIPVとLIPVでは狭窄はほとんどない．薬剤フリーとなり8年経過しているが，自覚症状は全くない．

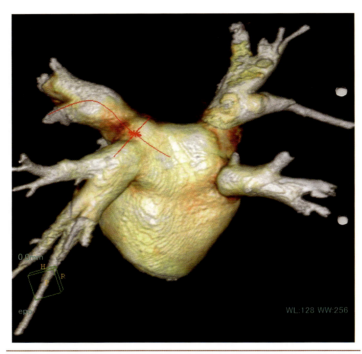

図10-1　アブレーション後1年の肺静脈と左心房の3DCT
全肺静脈口に軽度狭窄が認められる．

Pulmonary Vein Ostia	RSPV	RIPV	LSPV	LIPV
Area (mm^2)	170	97	261	244
Max Diam (mm)	18	13	22	18
Min Diam (mm)	11	9	14	17
Eff Diam (mm)	15	11	18	18
Eccentricity	0.80	0.72	0.78	0.42
LA Diam (mm)	27			
LA Vol (cc)	53	Excluding named pulmonary veins		

図10-2　アブレーション後の計測

症例4

LSPVと左心耳間のリッジは発達せず，LIPV口とRIPV口の周囲リッジが発達した症例

症例は67歳女性．発作性心房細動．**図1**から本症例の3DCTを示す．**図2**の矢印は横隔膜神経を示す．**図3，4**インナービューにてRIPVとLIPV口周囲のリッジが著明である．

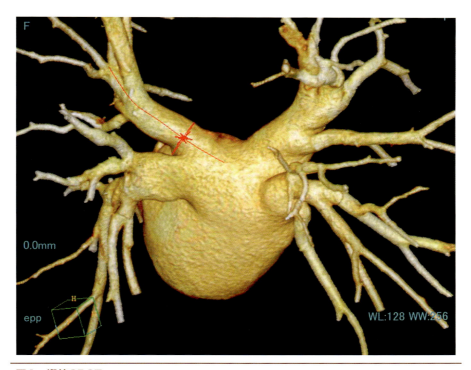

図1　術前3DCT
67歳女性　PAF　3DCTによる肺静脈と左心房後壁．

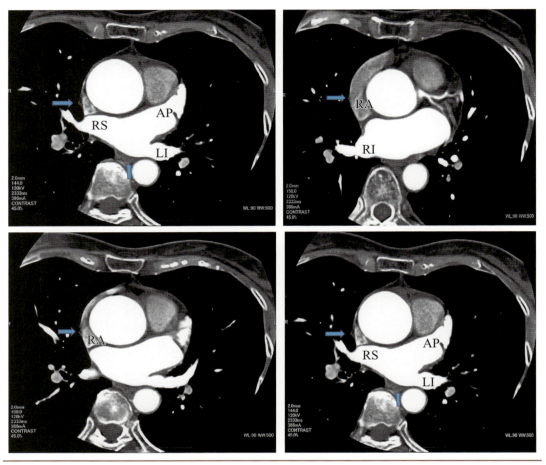

図2 CT. 矢印は横隔膜神経

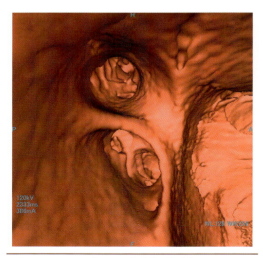

図3 インナービュー 左肺静脈領域
LSPVと左心耳とは離れているが，LIPVと左心耳は接近し，リッジの発達がみられる．

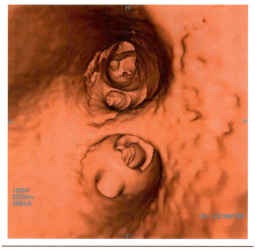

図4 インナービュー 右肺静脈領域
周囲に介在物はない．

1) RSPV口周囲の焼灼

　RSPVは通常どおりバルーン先端を心陰影右縁まで挿入してPVIを施行し，その後バルーンを拡張して前庭部焼灼を追加したが，PV電位は消失していた**（図5〜7）**.

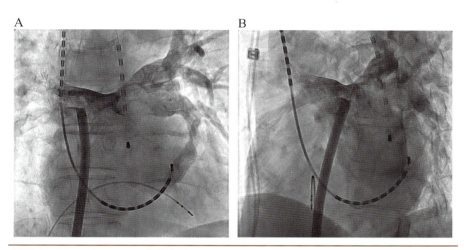

図5-1　RSPVとLSPVの血管造影
（A）正面像，（B）左前斜位像

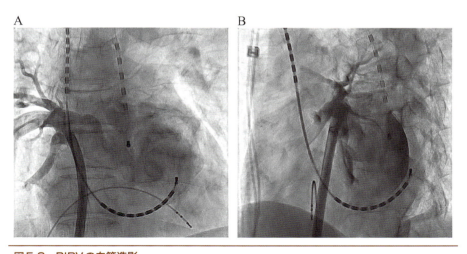

図5-2　RIPVの血管造影
（A）正面像，（B）左前斜位像

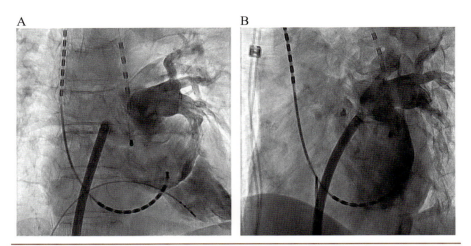

図5-3　LIPVの血管像
（A）PA像，（B）LAO像

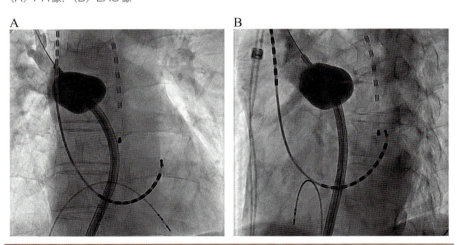

図6-1　右上肺静脈隔離　バルーンは肺静脈口に留置
（A）正面像，（B）左前斜位像

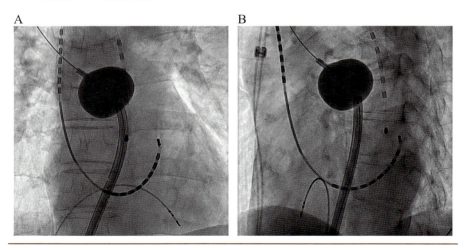

図6-2　前庭部焼灼　バルーンは右上肺静脈前庭部に留置
（A）正面像，（B）左前斜位像

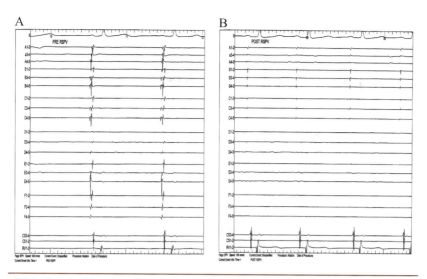

図7　ホットバルーンアブレーション前後の心電図（RSPV）
（A）アブレーション前　PV電位は全誘導で記録.
（B）アブレーション後　PV電位はすべて消失.

2）RIPV口周囲の焼灼

　RIPVではGWをLIPV中枝に挿入し，リッジが発達しているので，バルーン先端3分の1をPV口内に挿入したところ著明な圧痕がみられ，この位置で通常どおりPVIを施行した．その後RIPV前庭部に焼灼を追加した（**図8, 9**）．

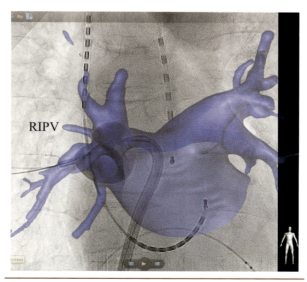

図8　EPナビゲーターによるRIPV口へのバルーンの留置

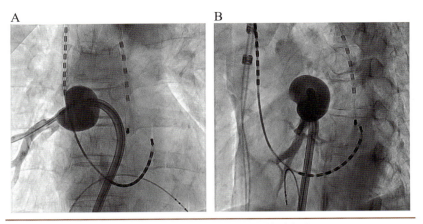

図9-1　右下肺静脈隔離時のバルーンの位置と閉塞性静脈造影
（A）正面像，（B）左前斜位像

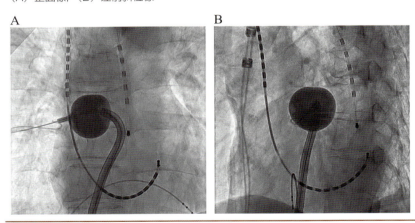

図9-2　右下肺静脈前庭部アブレーションの際のバルーンの位置
（A）正面像，（B）左前斜位像

図9-3　RIPVへのバルーンアブレーション前後の心内電位図（アブレーション後PV電位消失）
（A）アブレーション前，（B）アブレーション後

3) LSPV 口周囲の焼灼

　LSPVではリッジの発達が少なく，LSPV口径も小さいので，バルーン先端数ミリをLSPV口内に挿入してPVIを行なった後，前庭部に焼灼を追加した（図10，11）．

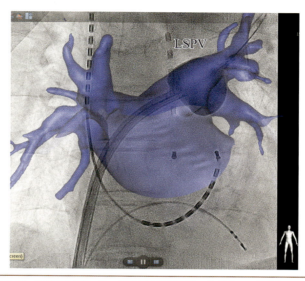

図10-1　EPナビゲーターによるLSPV口へのバルーン留置

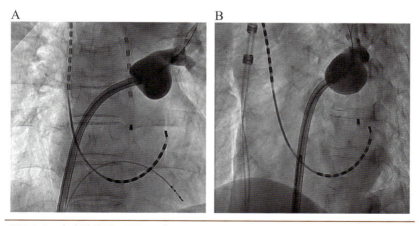

図10-2　左上肺静脈口周囲アブレーション
（A）正面像，（B）左前斜位像

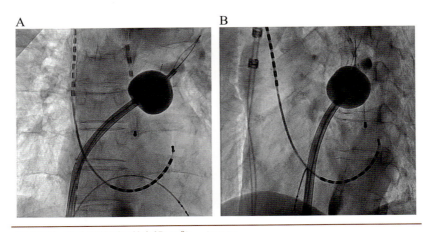

図10-3 左上肺静脈口前庭部アブレーション
（A）正面像，（B）左前斜位像

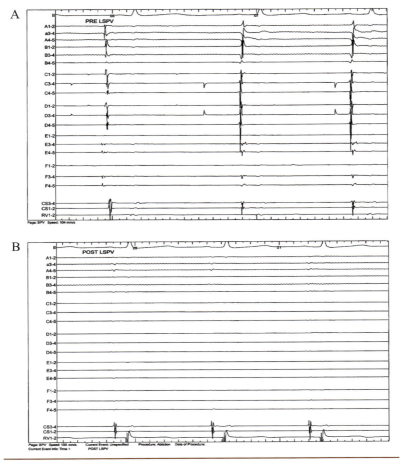

図11 LSPV口へのバルーンアブレーション前後の心内電位図（アブレーション後PV電位消失）
（A）アブレーション前，（B）アブレーション後

4) LIPV口周囲の焼灼

　LIPVではリッジの発達が見られたので，バルーン先端3分の1をPV口内に挿入したところ圧痕がみられ，この位置でPVIを行ない，前庭部を追加焼灼した**(図12)**．各一回の通常通電でPV電位は消失して，経過は順調である．

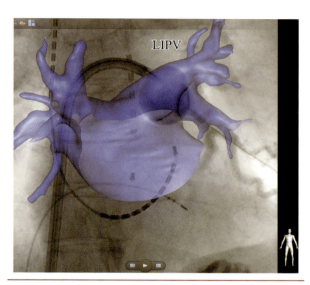

図12-1　EPナビゲーターによるLIPV口へのバルーン留置

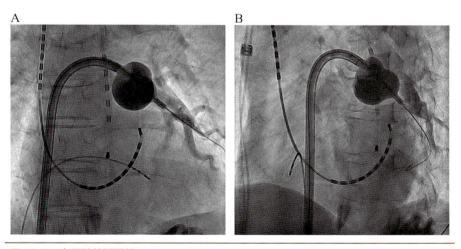

図12-2　左下肺静脈隔離
（A）正面像，（B）左前斜位像

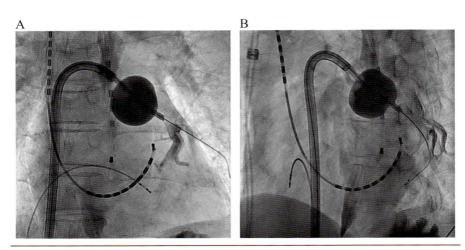

図12-3　左下肺静脈口前庭部アブレーション
（A）正面像，（B）左前斜位像

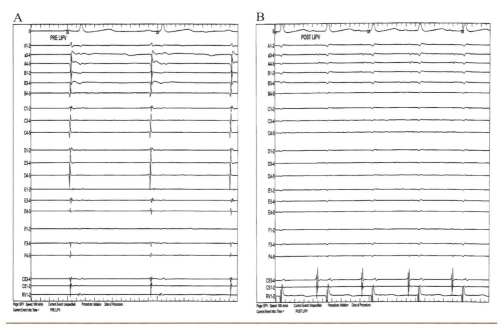

図12-4　LIPV口へのバルーンアブレーション前後の心内電位図（アブレーション後PV電位消失）
（A）アブレーション前，（B）アブレーション後

症例5

LSPV口周囲のリッジが発達している症例（図1）

　症例は58歳男性．発作性心房細動．**図2**はLSPVに近接して左心耳があり，その間のリッジの発達を示している．通常のバルーン操作では，全周囲性で貫壁性の焼灼できず，不完全な隔離となり，PV電位が残る**（図3，4B）**．このような場合は，バルーン内液を吸引して，バルーンを収縮させ，バルーンをPV口より深く挿入し，徐々に拡張してバルーン先端三分の一がPV口内に挿入したところで，バルーンを押しつける．バルーンとPV口リッジとの接触部には圧痕INDENT

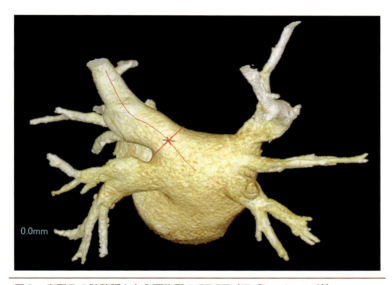

図1　症例5の肺静脈と左心房後壁の3DCT（アブレーション前）

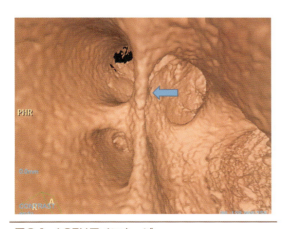

図2-1　LSPV口インナービュー
LSPV口と左心耳は近接して（矢印）リッジの発達がみられる．

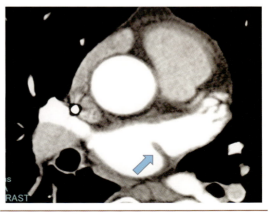

図2-2　CT断面図
矢印は発達したリッジ断面を示す．

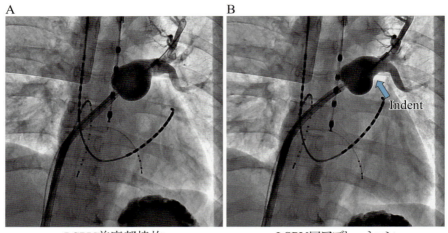

図3 柔軟なバルーンはLSPV口周囲に密着
（A）前庭部焼灼．この場合全周囲性で貫壁性の焼灼ができない．
（B）バルーン先端3分の1をPV口内に挿入：肺静脈口のところで圧痕がみられる．

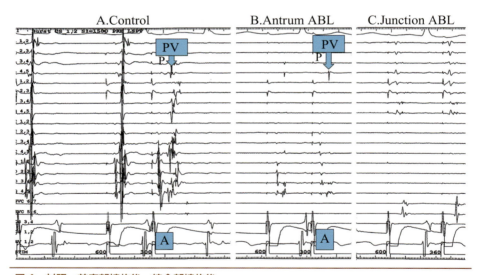

図4 対照，前庭部焼灼後，接合部焼灼後
接合部焼灼により，PV電位の完全消失が見られる．

が形成される（**図3B**）．この場合バルーンはPVに対して小さめなので，強く押しすぎると，弾力的でコンプライアントのバルーンはPV管状部末梢に迷入して，PV狭窄の原因となるので，力のかけ方に注意する．バルーン内液量が少なくて末梢に滑り込むことがあるので，時にはバルーン内液量を追加してバルーンをやや膨らませ，シャフトを押してもバルーンが落ち込まないように微調節する．この操作は難しく，たえず肺静脈狭窄のリスクを伴っているので，慣れないうちは肺静脈口のバルーンアブレーションは1回にとどめ，小さな肺静脈電位が残ったときは通常ラージチップ電極カテーテルでタッチアップした方が無難である．肺静脈電位が明瞭に残ったと

きは，バルーンの位置を修正し，接合部に向かってバルーンを強くおし続ける操作を繰り返す．3回目のアブレーションは施行しないほうが無難である．本症例のようにバルーンPV挿入が三分の一にとどまる場合は，1回通電であればPV狭窄の程度も軽い（**図4，5**）．

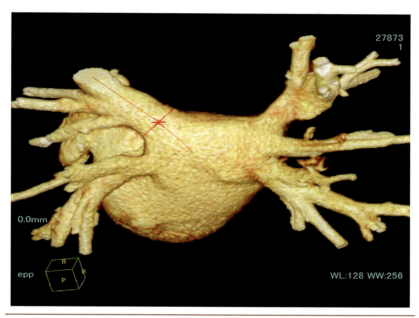

図5　アブレーション後6ヶ月の3DCT

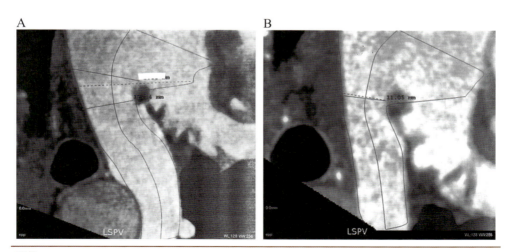

図6
（A）アブレーション前
（B）アブレーション後　LSPVの軽度狭窄がみられる．

症例6

LSPV本幹が扇型を示している症例

症例は78歳男性．発作性心房細動．LSPV本幹が扇型を呈している場合（**図1**），バルーンのLA-PV接合部への押しつけが難しい．バルーンをPV内深く挿入するとバルーンはPV末梢に直接接して狭窄を起こすので，浅く挿入しながら接合部への押しつけは十分にするよう工夫がいる．

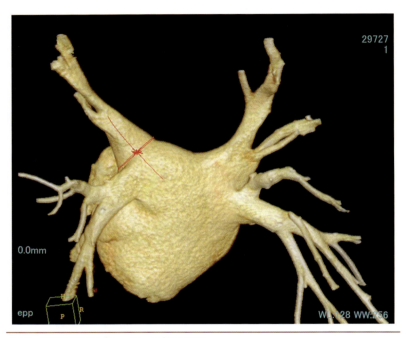

図1　症例6のアブレーション前3DCT

Pulmonary Vein Ostia	LSPV	LIPV	RSPV	RIPV
Area (mm^2)	385	94	261	143
Max Diam (mm)	23	15	27	19
Min Diam (mm)	21	8	12	10
Eff Diam (mm)	22	11	18	13
Eccentricity	0.44	0.86	0.89	
LA Diam (mm)	25			
LA Vol (cc)	47	Excluding named pulmonary veins		

図2　アブレーション前の肺静脈口径と左心房の測定

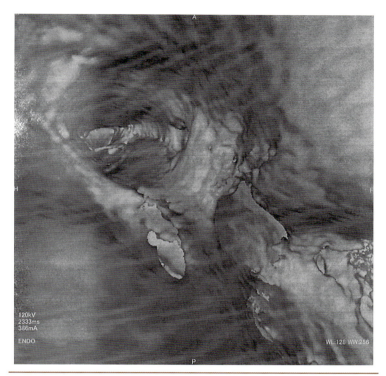

図3　LSPVのインナービュー

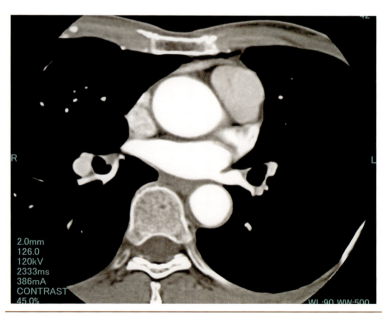

図4　断層CT像
LSPVの本幹部は左心耳と接している．

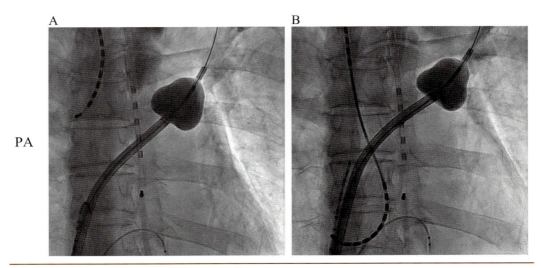

図5　LSPV口にバルーン先端を挿入してアブレーション
（A）一回目の施行．LSPV上枝の一番にガイドワイアー（正面像）挿入．
（B）二回目の施行．LSPV上枝の二番にガイドワイアー（正面像）挿入．

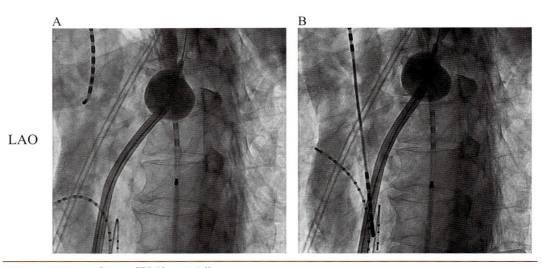

図6　LSPV口へバルーン挿入時のLAO像
（A）一回目の施行
（B）二回目の施行

　この例では最初ガイドワイアーはLSPV上枝の一番に挿入してアブレーションを施行したが，PV電位が残存した**（図5，6A）**．そこで上枝の2番に挿入してバルーンを拡張したところ，バルーン先端から三分の一の部分が対称的に接合部へ密着し**（図5，6B）**，このアブレーションでPV電位は消失に至った**（図7B）**．このようにガイドワイアーの挿入部位を変えることによって，バルーンのPV本管への当たる角度が変わり，成功することも多い．3ヶ月後のCTでも**（図8）**PV狭窄はほとんど起こっていない．

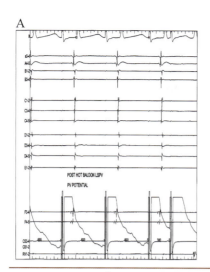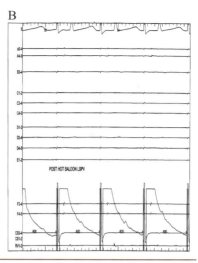

図7　LSPV口アブレーション時の心内電位図
（A）1回目アブレーション後：PV電位残存
（B）2回目アブレーション後：PV電位消失

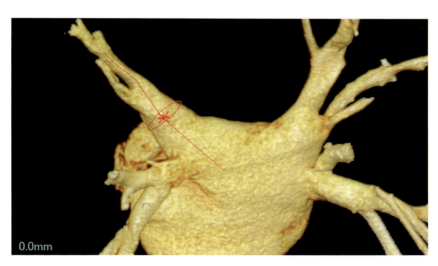

図8　アブレーション後3ヶ月の3DCT
極めて軽度のPV狭窄にとどまる

症例7
PV径が拡大して左心耳との間のリッジが発達している症例

　症例は66歳男性．発作性心房細動．PV口内へのバルーンの挿入は三分の一程度にとどめるべきだが，この症例のようにLSPV口径が拡大し，LSPV本幹が長い土管型を呈していて，左心耳に近接してリッジの発達がみられる場合は，PV隔離は容易ではない（**図1～2**）．しかし本例のようにバルーンの二分の一を心陰影左縁を超えないところまでPV口内に挿入することによって

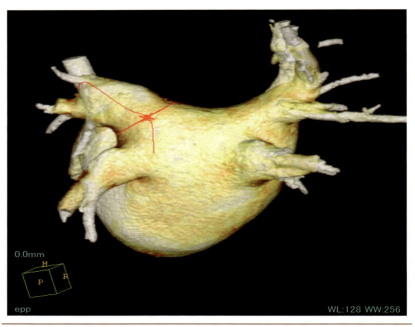

図1-1　症例7の肺静脈と左心房後壁の3DCT

Pulmonary Vein Ostia	LSPV	LIPV	RSPV	RIPV
Area (mm^2)	363	146	376	229
Max Diam (mm)	24	17	24	18
Min Diam (mm)	20	10	19	16
Eff Diam (mm)	21	14	22	17
Eccentricity	0.54	0.81	0.60	
LA Diam (mm)	39			
LA Vol (cc)	81	Excluding named pulmonary veins		

図1-2　アブレーション前の計測

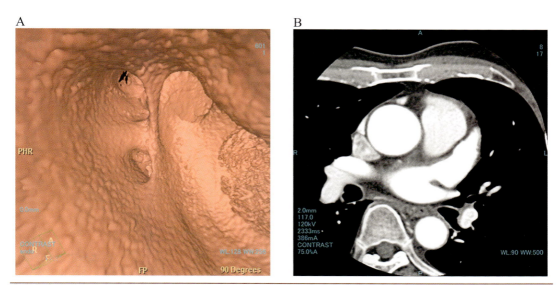

図1-3　左肺静脈口のインナービュー
（A）左心耳と左上肺静脈は近接しその間のリッジが発達
（B）断層CT像（左上肺静脈と左心耳の近接が認められる）

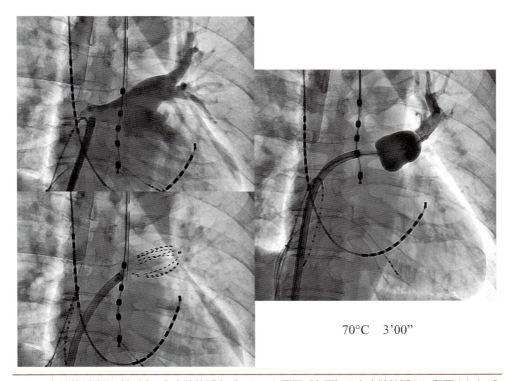

70°C　3'00"

図2　左肺静脈造影（左上），左上肺静脈内バスケット電極（左下）と左上肺静脈口に留置されたバルーン（右図）

(**図2**).70℃3分間の1回通電で容易にPV隔離を達成できる(**図3**).図のように少々狭窄が起こってもPV内径は保たれて,PVの有意狭窄は起こしていない(**図4**).

一般的にはPV口内へのバルーンの深い挿入は狭窄をきたす可能性が高いので,症例を選ぶ必要がある.特にPVがあまり拡張していない症例でバルーンを喫入すると,バルーン膜とバルーン中心電極との距離が小さくなり,バルーン膜温度が中心温度に近づき,過焼灼を起こし狭窄をきたすので,これは禁忌である.

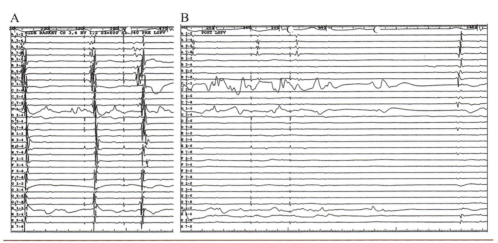

図3 アブレーション前後の心電図(LSPV)
(A)アブレーション前,(B)アブレーション後

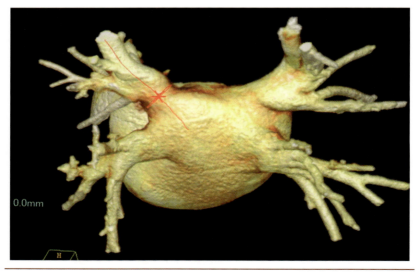

図4 アブレーション後1年での3DCT
LSPVに軽度の狭窄を認める.

症例8

ガイドワイアーの肺静脈分枝へ挿入部位を変更することにより PV隔離に成功した症例

　症例は61歳男性．持続性心房細動．ガイドワイアーはLSPVの第一枝に挿入して，これを介してバルーンは一旦PV内に挿入し，徐々に拡張して，バルーン先端3分の1が挿入されて圧痕があるところで，通電しても隔離できない場合がある．図1〜5はその症例を示す．そこでGWの挿入する部位をLSPV上第一枝から第二枝に変更し，バルーンを心陰影左縁ぎりぎりまで挿入して70℃で3分間バルーン赤道部を肺静脈口に接して通電したところ，PV電位の消失をみた．このようにガイドワイアー位置は大事である．基本的には前述したとおりだが，このような例外的なものもある．

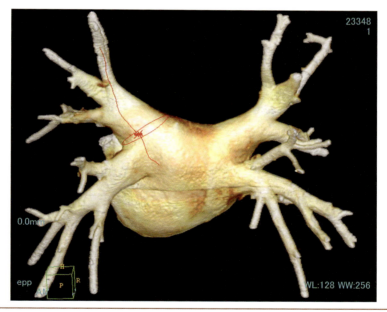

図1-1　アブレーション前の3DCT

図1-2　アブレーション前の計測

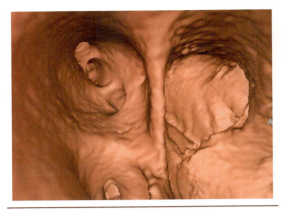

図1-3 左肺静脈と左心耳のインナービュー
左上肺静脈口と左心耳は近接し，その間のリッジの発達が見られる

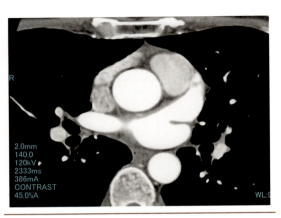

図1-4 断層CT像
左心耳と左上肺静脈口は近接している

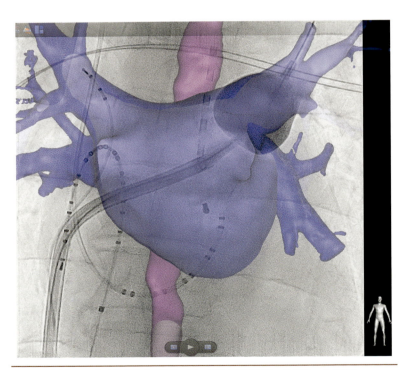

図2 症例8におけるEPナビゲータによるLSPV口へのバルーン留置

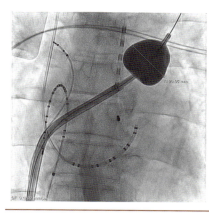 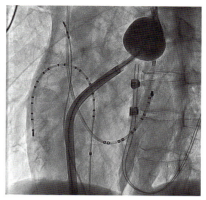

図3　第1回アブレーション時のLSPV口へのバルーン位置
ガイドワイアーは左上枝へ挿入され，バルーンの3分の1がPV口内へ挿入．

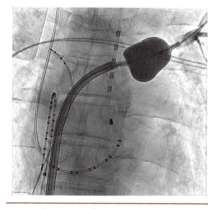 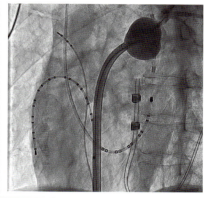

図4　第2回アブレーション時のLSPV口へのバルーン位置
ガイドワイアーは左中枝へ挿入され，バルーンの2分の1がPV口内へ挿入．

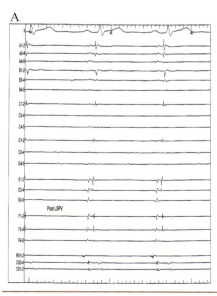 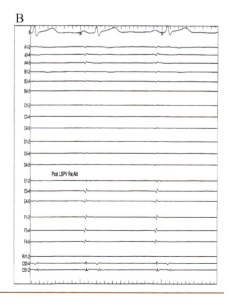

図5　アブレーション前後の心電図
（A）第1回アブレーション後，（B）第2回アブレーション後

症例9

肺静脈破格の症例

1）左肺静脈共通口　Left Common PV Ostium

　77歳女性．慢性心房細動．LCPVO（**図1**）は隔離するのに難しい形態である．共通口を一度に隔離しようとしても，バルーンがそこまで拡大せず，拡大したとしても食道を圧迫して食道潰瘍を起こす．また共通口を全周囲性に焼灼しても，共通口―PV接合部が左心房と連結していて，PVの隔離を達成しないことが多い．そこで**図2**のようにLSPVとLIPVを別々に隔離するのがベストの方法である．すなわちガイドワイアーをまずLSPV末梢に挿入し，バルーンをLSPV口内に押し込み，バルーン内液を注入してバルーンを拡張していくと，バルーンの大部分は共通口にはみ出し，バルーン先端のみが数ミリPV口内に挿入された形状となる．ここでホットバルーンアブレーションを施行し，続いてLIPVにガイドワイアーを挿入して同様にLIPV口内に数ミリバルーン先端を挿入した状態でアブレーションを行なう．アブレーション後はPV電位は消失している（**図3**）．

　ホットバルーンのコンプライアンスが高いので行える手技であり，他のバルーンシステムでは全肺静脈の隔離は容易には達成できない．

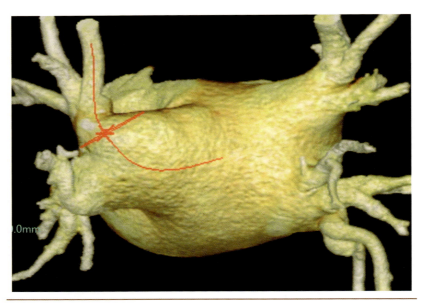

図1　左肺静脈共通口の3DCT

Ⅲ部　臨床例

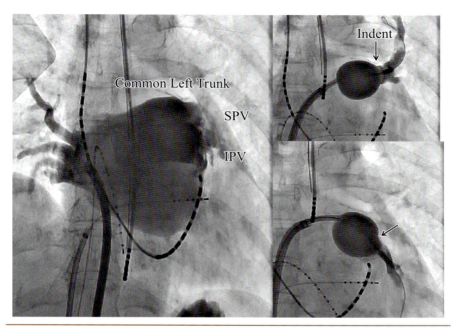

図2　左肺静脈共通口のバルーンアブレーション
左肺静脈共通口の造影像（左図），左上肺静脈口に挿入されたバルーン（右上図），左下肺静脈口に挿入されたバルーン（右下図）

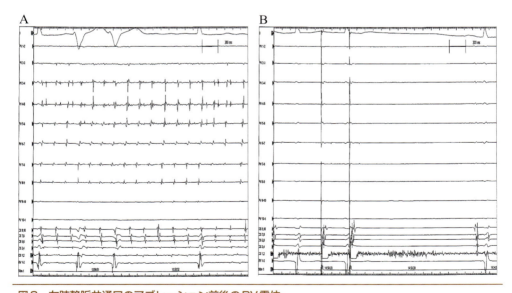

図3　左肺静脈共通口のアブレーション前後のPV電位
（A）アブレーション前，（B）アブレーション後
アブレーション後PV電位はすべて消失している．

105

2) 上下肺静脈間に中静脈が存在する症例

69歳女性．発作性心房細動．**図4**のごとく右側肺静脈に時々見られる形態である．この場合もバルーン先端を数ミリ中肺静脈口内に挿入し**(図5)**，低出力で通電時間を短くアブレーションを行う**(図6)**とPV電位は消失する．6ヶ月後のCTでも中静脈の有意狭窄はみられない**(図7)**．

しかし，このような肺静脈形状の破格があると，それに伴って食道や気管などの縦隔内臓器にも異常があることが予測されるので，細心の注意が必要である．

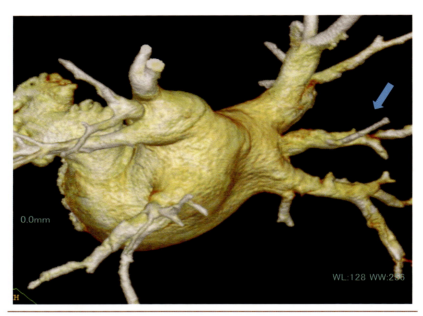

図4　右中肺静脈の3DCT

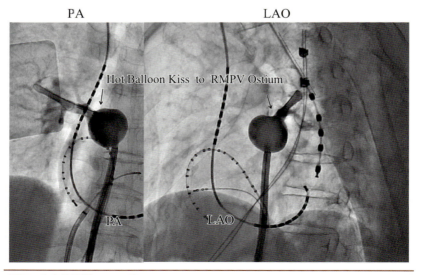

図5　右中肺静脈口のアブレーション

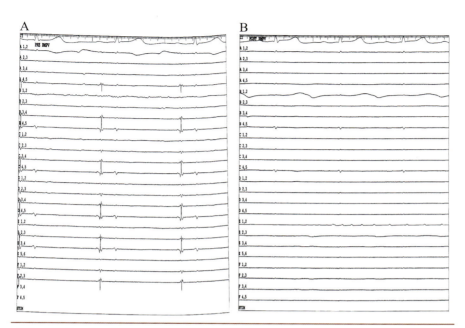

図6 アブレーション前後の右中静脈心内電位図
(A) アブレーション前, (B) アブレーション後
アブレーション後PV電位は消失している.

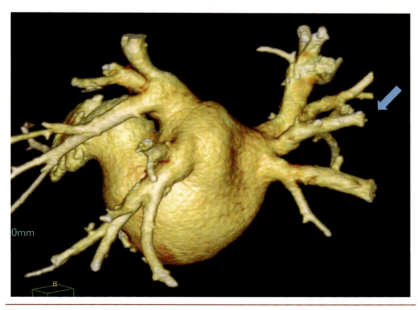

図7 アブレーション後6ヶ月の右中肺静脈
アブレーション後のPV狭窄はない.

3）下肺静脈共通口

66歳男性．慢性心房細動．左右の下PVの入口部が共通な場合である（図8）．一見難しそうだが，バルーン操作は通常と変わりない．しかし，左右の下肺静脈は分枝した先が細い例が多いので，壁も薄いと考えられ，バルーンを奥に挿入しすぎて，穿孔や過度の焼灼をしないように注意する．

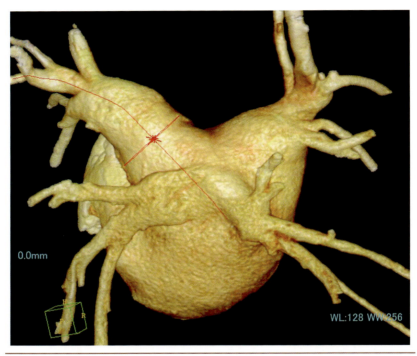

図8　下肺静脈共通口の3DCT

Pulmonary Vein Ostia	LSPV	LIPV	RSPV	RIPV
Area (mm^2)	611	88	456	280
Max Diam (mm)	31	21	25	23
Min Diam (mm)	24	4	23	15
Eff Diam (mm)	28	11	24	19
Eccentricity	0.64	0.98	0.34	0.75
LA Diam (mm)	48			
LA Vol (cc)	110	Excluding named pulmonary veins		

図9　肺静脈口と左房の大きさ

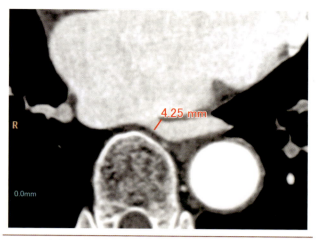

図10　左右下肺静脈（左下肺静脈入口部　口径は4mm）

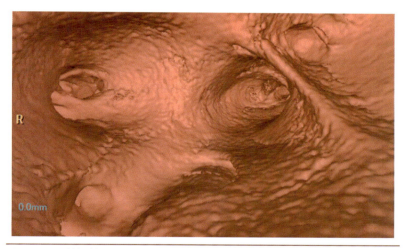

図11　下肺静脈共通口のインナービュー

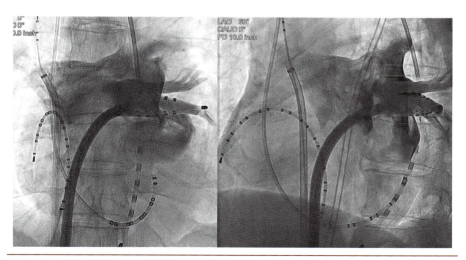

図12　左肺静脈造影像（左下肺静脈内にはバスケット電極が留置）

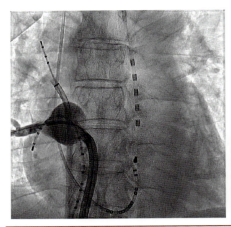
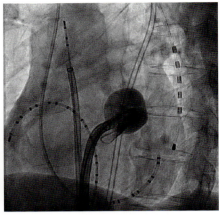

図13 右下肺静脈口のバルーンアブレーション

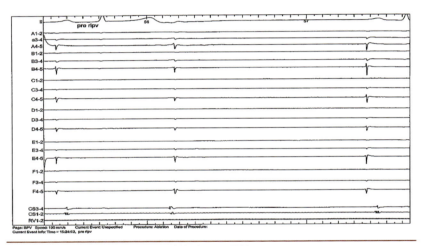

図14 アブレーション前の右下肺静脈のPV電位

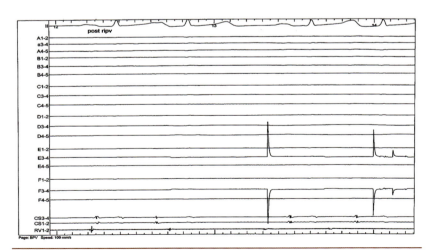

図15 アブレーション後の右下肺静脈のPV電位
PV電位は消失

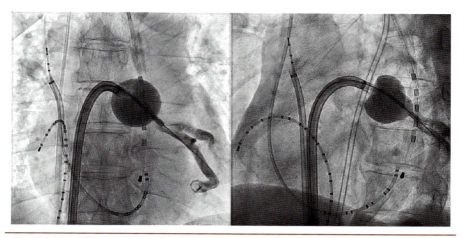

図16　左下肺静脈口のバルーンアブレーション

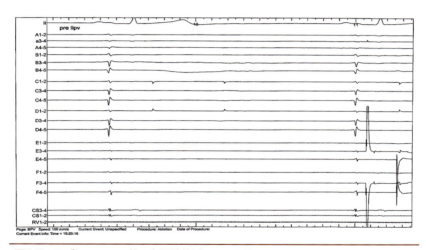

図17　アブレーション前の左下肺静脈のPV電位

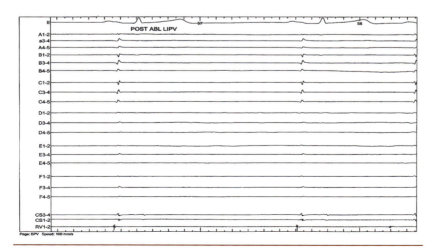

図18　アブレーション後の左下肺静脈のPV電位消失

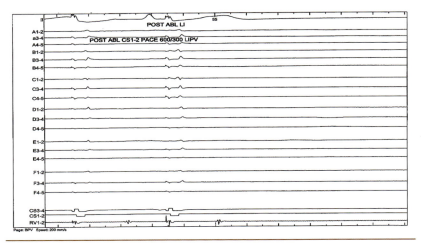

図19　左下肺静脈のアブレーション後の早期刺激法
PV電位消失を示す．

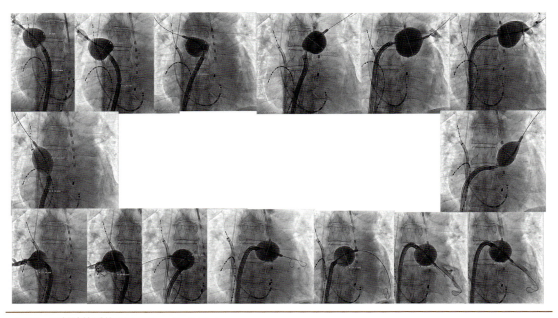

図20　下部肺静脈共通口のBox Isolation
バルーンにより全肺静脈と左心房後壁の隔離を施行．

Ⅳ部

アブレーション戦略・合併症・応用

1 BOX Isolation

　このホットバルーンの特徴はPV周囲のみならず左心房の後壁も隔離できることにある(**図1**). バルーンのコンプライアンスが高いので，いかなる凹凸面にも接触可能である．**図2**に示すごとくバルーンがPV口にあたっているときはバルーンの後部のみ血液でクーリングされるので，高周波出力は60〜70W前後で充分バルーン中心温度を70℃に保つことができる．しかしバルーンの一部がルーフにあたっている時には，バルーンは後部のみならず三方からクーリングされるため，高周波出力は100W以上を要することが多いが(**図3**)，この高周波発生器には出力に余裕があるのでこれも容易に達成する．

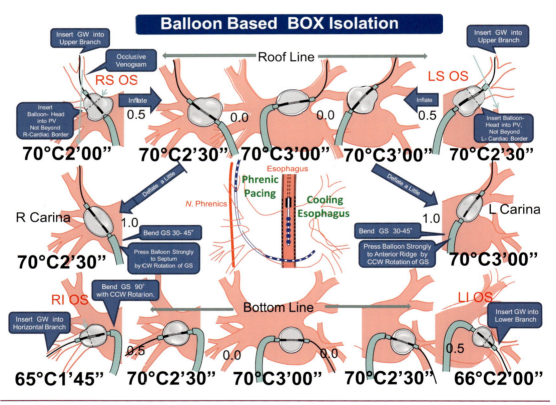

図1　ホットバルーンによるBox Isolationの手技
肺静脈隔離につづいて左房後壁隔離を施行．

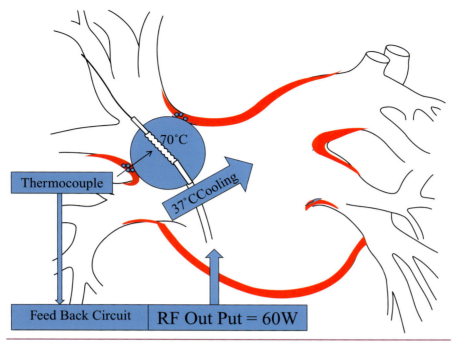

図2　バルーンが肺静脈口に挿入される時
血流によるバルーンの冷却効果は小さいので高周波出力は低値を示す．

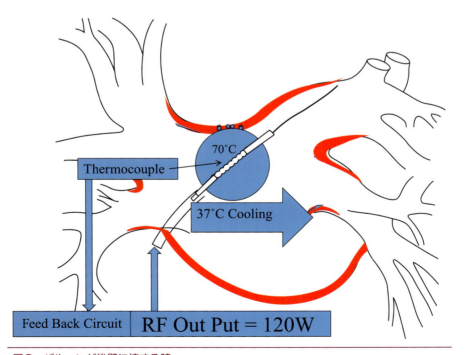

図3　バルーンが後壁に接する時
血流によるバルーンの冷却効果が大なので高周波出力も高値を示す．

図4はホットバルーンによる肺静脈と左心房後壁の隔離：ボックスアイソレーションを示す．PVアイソレーションは前述どおり行ない，バルーンをドラッグしながらルーフラインとフロアラインを作成する．ルーフライン作成の時はガイドワイヤーはスパイラルガイドワイヤーを用いるか，RSPVあるいはLSPVにガイドワイヤーを残したままバルーンをドラッグする．フロアライン作成の時はPVにガイドワイヤーを残した状態でバルーンをドラッグする．左側のアブレーション時にはガイドシースに時計方向回転をかけ，右側アブレーション時にカ反時計方向回転をかけ，バルーンが後壁に接触するように向ける．

図5はボックスアイソレーションの後CARTO mappingを行なったものであるが，PVと左心房後壁が隔離されている．前からみると心房中隔壁もアブレーションされている．また側面からみると，左心房後側の血管領域はアブレーションされているが，前の心房筋の部分には影響はない．このことから心房機能には有意な変化がないことが判明している．

図6はボックスアブレーション前後の3DCTであるが，肺静脈基部と左心房後壁が瘢痕収縮と内膜増殖により縮んでいるが，有意な肺静脈狭窄はない．

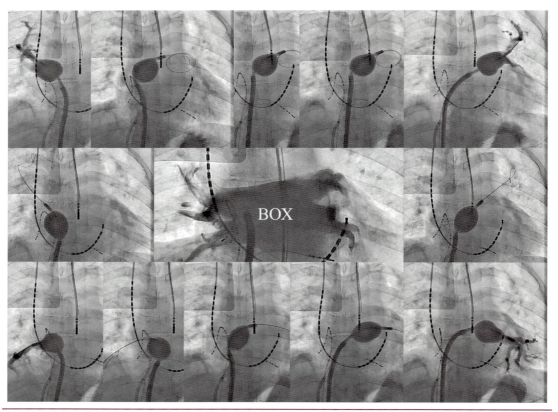

図4　ホットバルーンによるBox Isolationの透視像
肺静脈隔離につづいて左心房後壁隔離を施行．

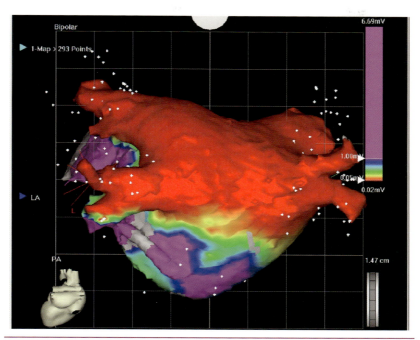

図5　Box Isolation後のCARTO mapping像
肺静脈電位と左心房後壁の電位は消失している.

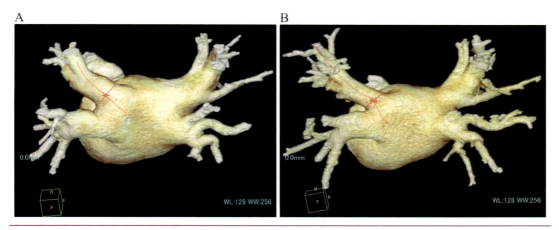

図6-1　ホットバルーンによるBox Isolation前と1年後の3DCT像
(A) アブレーション前 (LA 87cc 42mm)
(B) アブレーション後1年 (LA 83cc 39mm)

Pulmonary Vein Ostia	LSPV	LIPV	RSPV	RIPV
Area (mm^2)	203	181	377	298
Max Diam (mm)	20	17	23	20
Min Diam (mm)	12	13	21	19
Eff Diam (mm)	16	15	22	19
Eccentricity	0.79	0.66	0.37	0.39
LA Diam (mm)	38			
LA Vol (cc)	85	Excluding named pulmonary veins		

Pulmonary Vein Ostia	LSPV	LIPV	RSPV	RIPV
Area (mm^2)	115	189	366	349
Max Diam (mm)	14	18	23	21
Min Diam (mm)	10	12	20	20
Eff Diam (mm)	12	15	22	21
Eccentricity	0.73	0.75	0.54	0.34
LA Diam (mm)	39			
LA Vol (cc)	83	Excluding named pulmonary veins		

図6-2　Box Isolation前後の肺静脈と左心房の計測

Paroxysmal AF (238)	Box Isolation
Persistent AF (58)	Box Isolation
Long Standing AF (104)	Box Isolation+ Inter-Caval Block line
As Required	SVC I, CTI Block (Conventional ABL)

図7　バルーンアブレーションの戦略
発作性心房細動と持続性心房細動は左心房のBox Isolation，慢性心房細動は左房のBox Isolationに加えて右心房に大静脈間領域にブロックラインを作成する．症例に応じて上大静脈隔離と三尖弁峡部のブロックライン作成を追加する．

2 大静脈間領域ブロックライン

　胸部外科によると慢性心房細動の根治では左心房のボックスアイソレーションに加えて右心房のブロックラインを必要とするという意見が強い．さらに左心房後壁のみならず左心耳を含む前壁の焼灼も必要であるという意見もある．後者は心房筋の厚さが半端ではなく，稜線も発達しているので，ホットバルーンを用いてでもアブレーションを加えると血栓形成を完全に予防しうるか分からないので，前者を試みることにした．

　図8に示す大静脈間領域に，1目盛りまでストレッチして楕円形にしたバルーンを用いて，ドラッグしながら線状にアブレーションを加えた（図9）．

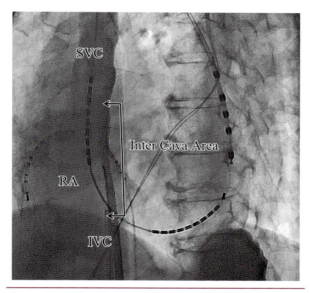

図8　大静脈間領域（Inter Caval Area）
SVC：上大静脈，RA：右房，IVC：下大静脈

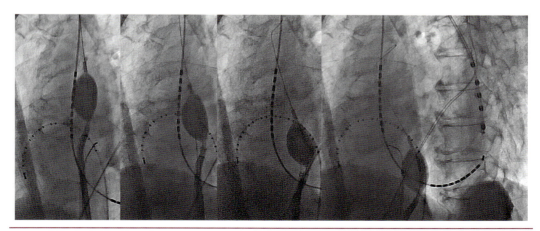

図9　大静脈間領域の焼灼（LAO View）

図10と図11はCARTOによるマッピング図であるが，大静脈間領域にブロックラインが形成され，左心房のボックスアイソレーションと連続して，長大なブロックラインが形成されている．これによって心房細動のスパイラルウェーヴなどの渦流をせきとめ，図12に示すように心房細動を停止に至らしめる．図13は慢性心房細動をアブレーションにより停止して12ヶ月後の

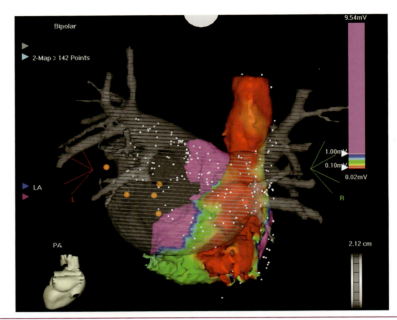

図10　大静脈間領域ブロックライン作成後のCARTO Mappingにより前面から示す

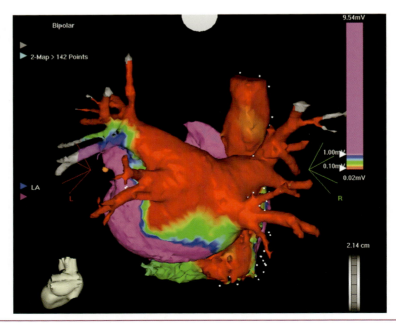

図11　Box Isolationと大静脈間領域ブロックラインの作成をCARTO Mappingにより後面から示す

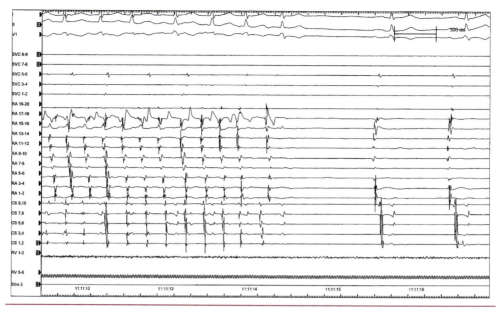

図12　大静脈間領域焼灼中に慢性心房細動が停止

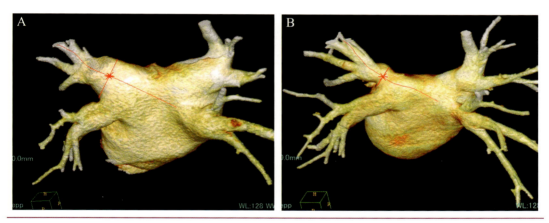

図13　慢性心房細動のアブレーション前後の3DCT
アブレーション12ヶ月後　左房容積は148ccから79ccへ減少している．
(A) アブレーション前（LA 148cc）
(B) アブレーション1年後（LA 79cc）

3DCTをアブレーション前と比較したものであるが，左房容積が148ccから79ccと激減している．
図14は発作性心房細動，持続性心房細動と慢性心房細動のアブレーション後薬剤フリーとなった患者の経過を見たものであるが，発作性と持続性では満足いく結果となっているが，慢性はまだまだといったところである．抗不整脈剤を加えると，10〜20％これらの成績は上昇する．

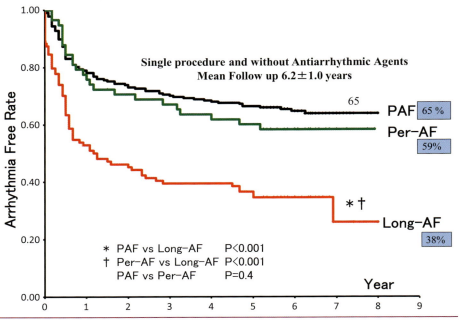

図14 心房細動アブレーション後の経過（6.2±1.0年）
PAF：発作性，Per-AF：持続性，Long-AF：慢性．

3 合併症を防ぐ手段

　バルーンは柔軟であるが故に，不意に移動して予期せぬ部位をアブレーションする場合があるので，高周波通電中は30秒ごとにバルーン位置を透視でチェックし，標的部位以外のところにバルーンが接触している時は通電を中止する．アブレーション中の体動を避けるためには，全身麻酔か深い鎮静が必要である．バルーンのPV口内への挿入はできるだけ浅く，PVから数ミリの距離のところを走向している食道と横隔膜神経を障害しないことが大切である．また心房壁を傷つけないこと，感染症や血栓リスクを避けることも大事である．

1）肺静脈狭窄の予防

　PV隔離はLA-PV接合部を全周囲性に貫壁に焼灼すれば達成できる．そのためにはバルーンストレッチ度，充填液量，ガイドワイアー位置，ガイドシース屈曲角度，押し付け方向や圧迫力を変えることで，バルーンをLA-PV接合部に密着させることが必要である．バルーンのPV内への挿入は心筋スリーブの発達に合わせてミリ単位で行なう．また，基本的にはバルーンのPV口への挿入は三分の一まで，すなわち肺静脈口とバルーン先端の距離が10mm以内にとどめる．バルーンを深く挿入しすぎて，バルーン先端が肺静脈末梢壁や肺静脈分岐部に接触して焼灼してはならない．縦隔外を走向するPVは，心筋スリーブの発達はほとんどなく，血管壁が薄いので，焼灼によりPV狭窄をきたすことになる．

　バルーン中心温度と通電時間の設定はLA-PV接合部のPV口径の太さと心筋スリーブの発達に従って決定する．心筋スリーブの厚さはCT，心内エコーとPN電位波高から推測できる．一般的に，左側PVの心筋スリーブは厚く，右側PVは薄い傾向にある．上肺静脈は下肺静脈にくらべて短い傾向にある．PV口径と心筋スリーブの厚さは相関する．PV口径が小さい場合は，バルーン径も小さいので中心温度と膜温度との差が小さく，比較的低温で通電時間も短く設定する．口径が大きいときは，バルーン径が大きいので中心温度と膜表面温度との差も大きいので，比較的高温で通電時間を長く設定する．接合部を貫壁性に焼灼することは必要であるが，過焼灼は接合部狭窄を起こすことを肝に銘じる．

　肺静脈隔離を行なったあと，前庭部焼灼を行なうが，前庭部焼灼はPV狭窄を起こすことはないので比較的高温で長く通電する．このように接合部焼灼と前庭部焼灼を二段階に行なうことで，PV狭窄を避けてPV隔離と前庭部広範囲焼灼を達成することが出来る．

症例

　症例はRSPV隔離でPV狭窄を起こした73歳男性（PAF）である．CTではRSPV前壁は心陰影右縁まで心房中隔と連続している（図15）．RSPV隔離にはバルーンを心陰影右縁まで挿入すればよいのだが，この例では図16に示すごとく，バルーンは心陰影右縁を超え，PV本幹より末梢に挿入されていた．図17に示すごとく一回目の通電でRSPV電位は消失しているが，1年後のCTではRSPVに65％の狭窄をきたしている（図18, 19）．他のPVには高度狭窄はないため自覚症状はない．縦隔を超えるPV末梢には心筋スリーブはなく，薄い血管内膜が主であるため，内膜増殖によるPV狭窄をきたしやすい（図20）．

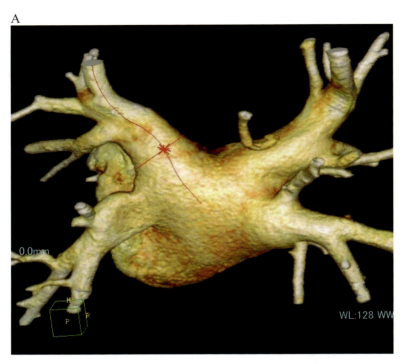

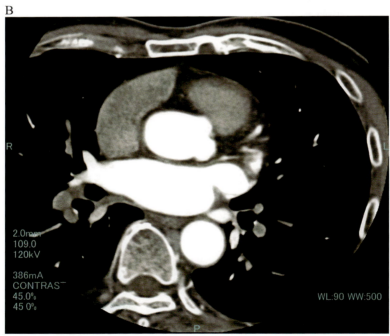

図15 ホットバルーンアブレーションに伴ってRSPV狭窄を生じた1例(73y 男)
(A) 3DCT
(B) RSPVのCT断層

Ⅳ部　アブレーション戦略・合併症・応用

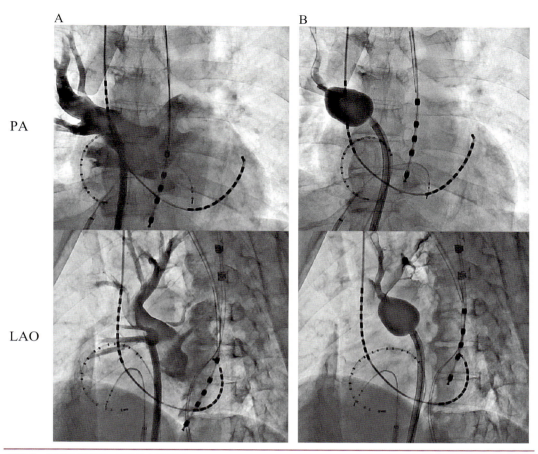

図16　RSPV隔離における血管造影
（A）RSPV血管造影，（B）バルーンは心陰影右縁をこえてPV末梢まで挿入されている

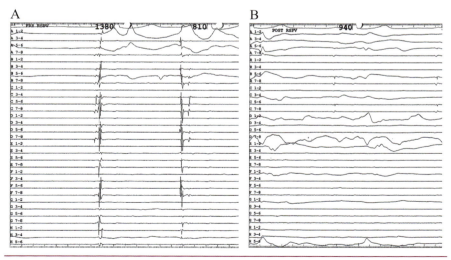

図17　RSPVの心内電位図
（A）アブレーション前　RSPV電位を認める
（B）アブレーション後　RSPV電位消失

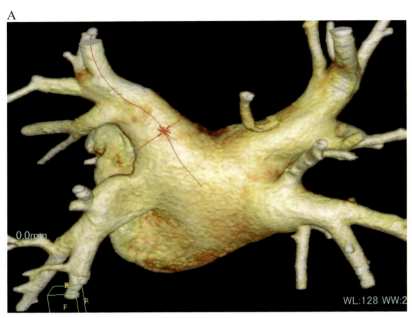
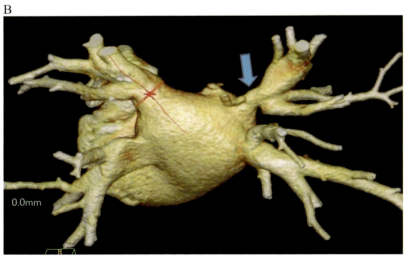

図18 アブレーション後1年のRSPVの狭窄
（A）アブレーション前（PV狭窄なし）
（B）アブレーション1年後（RSPVに65％の狭窄）

A

Pulmonary Vein Ostia 0.0mm	LSPV	LIPV	RSPV	RIPV
Area (mm^2)	360	92	395	346
Max Diam (mm)	22	17	24	22
Min Diam (mm)	21	7	20	20
Eff Diam (mm)	21	11	22	21
Eccentricity	0.37	0.91	0.58	
LA Diam (mm)	34			
LA Vol (cc)	68	Excluding named pulmonary veins		

B

Pulmonary Vein Ostia 0.0mm	LSPV	LIPV	RSPV	RIPV
Area (mm^2)	179	119	51	98
Max Diam (mm)	16	15	9	12
Min Diam (mm)	13	9	7	10
Eff Diam (mm)	15	12	8	11
Eccentricity	0.57	0.82	0.69	
LA Diam (mm)	36			
LA Vol (cc)	70	Excluding named pulmonary veins		

図19　アブレーション後1年のRSPVでの狭窄
（A）アブレーション前，（B）アブレーション1年後

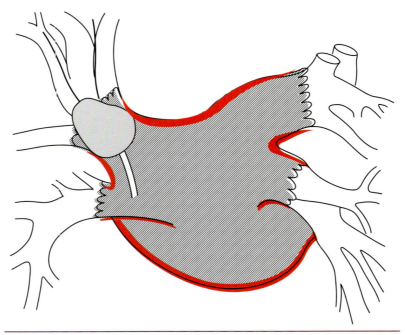

図20　PV末梢の模式図
心筋スリーブ（赤）は縦隔内のPVに発達している．
心筋スリーブのないPV末端へのアブレーションは，どのようなアブレーション法を用いてもPV狭窄をもたらす．30秒ごとにバルーンの位置をフロースコープで確認し，PV末端にバルーンが侵入しないようにすることが大事である．

2）横隔神経麻痺の予防

　右横隔神経の走行は3DCTを解析すること，あるいは横隔膜神経ペーシングすることによって分かる．通常，右横隔神経は心外膜に沿って走行しているので，バルーン先端が心陰影右縁を超えると，横隔膜神経の麻痺を起こす可能性がある．

　CTで横隔膜神経の走向を見るには，まず横隔膜神経と横隔膜との接合部を求め，次に上大静脈の傍を走行する神経線維を求め，両者間をつないでゆく．

　横隔膜ペーシングを電極カテーテルにて行ない，上大静脈から右心房側壁に接触させた電極を用いて，高出力で幅広いパルス波（10〜20msec.）にて大静脈の外側を走る横隔膜神経を捕捉して，強制的に横隔膜を動かし，その動きを観察することでその走行を三次元マッピング上に描く．

　図21から図23はCARTOを用いて三次元的にCTでの横隔神経の走行を示したものである．本例では横隔膜神経は上大静脈と右心房の右縁にそって下行し，RSPVの近くを通っていることが分かる．本神経とRIPVの走行にはバリエーションがあり，RIPVの近くを走行することもあるので注意を要する．

　以上から，右上肺静脈隔離時，バルーン頭部先端のPVへの挿入は心陰影以内にとどめ，バルーン本体は前庭部にとどめることが重要である．バルーン頭部先端が心陰影を超えると横隔膜神経麻痺を起こす確率が高くなる．右下肺静脈の隔離でもバルーンを奥深く入れると神経麻痺を起こすことがあるので，バルーンのPV口への頭部挿入は数ミリにとどめるのがよい．

IV部　アブレーション戦略・合併症・応用

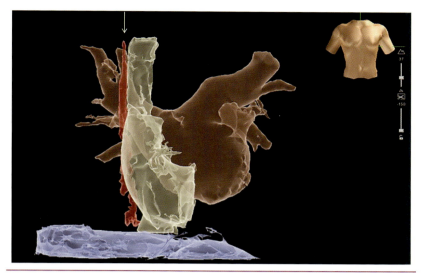

図21　3DCTとCARTOマップによる横隔神経の走行図（正面）
右側肺静脈口周囲をアブレーションの際には，横隔神経に注意する．

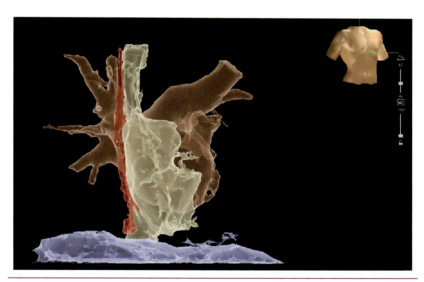

図22　横隔神経の走行図（右前斜位）

　右肺静脈隔離中にバルーンより高位の上大静脈内に留置した双極電極カテーテルと高出力刺激装置を用いて，1分間30〜60回で横隔膜神経をペーシングして横隔膜の動きを観察する**(図24)**．電極と横隔膜神経との間には血液，血管と間質組織が介在し，電気刺激はこれらの電気容量を満たしたうえで神経を捕捉するので，電気刺激幅は10msec.以上を用いる．横隔膜の動きは右季肋下に手を当てて横隔膜の動きを感知する．また，少なくとも30秒ごとに透視を行い，横隔膜の動きとバルーンの位置を確認する．横隔膜の動きが低下したら直ちにバルーンを左心房内に引き抜き，高周波通電を中止する．横隔膜の停止まで待っていると神経障害は重篤化する．ホットバルーンでは熱伝導によって接触臓器への加熱は行われるので，時間依存性に焼灼深度は深くな

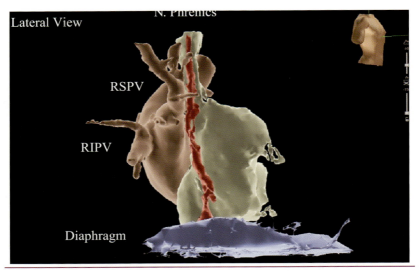

図23　横隔神経の走行図（側面図）

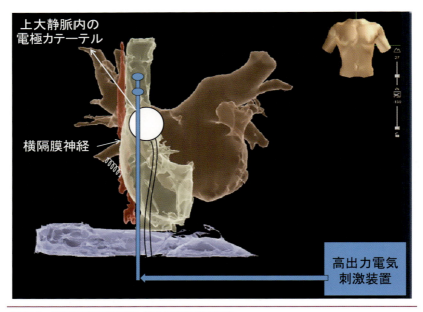

図24　横隔神経の走行図（CARTIO 3DCT）
RSPV隔離時はバルーンはできるだけ肺静脈前庭部に置き，横隔膜ペーシング下にて施行し，神経麻痺が生じたら直ちにバルーンを抜去し通電を中止する．

る．横隔神経への影響も時間依存性であり，神経繊維の束が横断的にゆっくりと加熱され，1本1本の神経の興奮性が順番に低下して伝導性が失われる．1本の神経線維の末端には複数の横隔膜筋線維が繋がっているので，神経線維の一部が障害されるとまず横隔膜の筋力低下が進行し，横隔神経の約90％が障害されると伝導ブロックをきたし横隔膜は動きを停止する．横隔膜の筋力低下のところでバルーンをPVより引き抜いて高周波通電を停止すれば，横隔神経の障害は少ないので回復する可能性が高い．

Ⅳ部　アブレーション戦略・合併症・応用

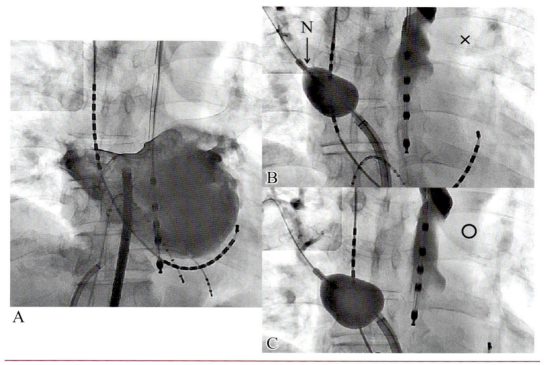

図25　横隔膜神経とホットバルーンと心陰影との関係
(A) RSPVの造影像
(B) 横隔膜神経麻痺を起こしたバルーン位置（Nは横隔膜神経の走向を示す）
(C) 麻痺を起こさなかったバルーン位置

　横隔膜の筋力低下を感知できる自信がないならば，透視を頻回にするか，大腿静脈より電極カテーテルを横隔膜直下の肝静脈に挿入して，横隔膜の筋電位をモニターする方法がある．この時，横隔神経の部分障害が起こると横隔膜筋の筋電位波高は低下を示し，完全横断障害で消失を示す．横隔膜の筋電位が低下したところですぐにバルーンをPV内より引きぬき，アブレーションを中止すれば横隔膜麻痺は直ちに回復する．

　横隔膜の一過性麻痺を見たときは，バルーンアブレーションを一旦中止し，麻痺が完全に回復することを確認してから，バルーンを更に拡張して前庭部側にずらして二回目のバルーンアブレーションを追加することが可能である．この時も同様に麻痺の出現に注意する必要がある．

　横隔膜麻痺が出現した場合は，筆者はステロイド（ハイドロコートン100mg）の静脈投与を行っている．アブレーションにともなう炎症反応を抑えて神経の回復を促進すると考えている．ホットバルーンアブレーションで一時的麻痺をきたした場合でも1年以内にすべて回復している．

　末梢神経の再生は神経鞘が残っていれば可能であり，その成長速度は1ヶ月で1mmと言われている．長さ10mmにわたって障害されれば10ヶ月回復にかかることとなる．

　図25はRSPVの造影像（図25A）と横隔膜神経麻痺を起こしたバルーン位置（図25B）と麻痺を引き起こさなかったバルーン位置（図25C）を示している．右心房右縁を超えると麻痺が生じ，右縁以内だと麻痺を生じている．

3）食道潰瘍の予防（図26）

　ホットバルーンでもアブレーション部位が食道に近いときは食道潰瘍を起こすので，注意を要する．どのPVが食道に近くてその距離は何ミリであるのか，事前の3DCTによるチェックが必要である．

　食道近くのホットバルーンアブレーションでも，必ず食道内に温度センサーを挿入して食道温度モニターを行ない，食道温度が39℃を超えたら，食道内に冷却水を注入することが大切である．食道温度センサーは単極ではなく多極のものがよい．いずれにしてもバルーンアブレーション部位のできるだけ近くにセンサーを置いて測定する必要がある（図27）．

　ホットバルーンアブレーションではバルーン膜より熱伝導で組織を加温するので，食道温が45℃を超えることはまずない．温度センサーは食道内膜の温度を測定しているので，食道中膜の温度はこれよりも高いからである（図28）．一般的に50℃ 30秒にて細胞は不可逆的な変化をうけるので，39℃で冷却水注入しないと食道潰瘍ができることがある（図29）．

　上部消化管造影剤として一般にガストログラフィンを使用するが，この造影剤は浸透圧が生理食塩水に比べて9倍もあるので，もし誤嚥した場合には肺炎や気管支炎を合併する可能性がある．誤嚥した場合を考えると，浸透圧が体液に近い造影剤が刺激性が低く，肺炎などの合併症をまず起こさない．イオパミロン等の非イオン系造影剤は浸透圧が生理食塩水の3倍ほどであり，これを生理食塩水でさらに薄めることによって体液の浸透圧に近づけて安全性を担保することができる（図30）．

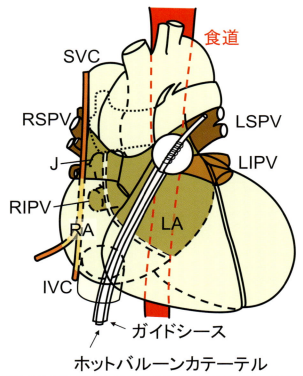

図26　ホットバルーンによる食道損傷
肺静脈口と食道の距離が近い部位では，ホットバルーンによる食道損傷に注意する．特にLIPVが最も近いことが多い．

Ⅳ部　アブレーション戦略・合併症・応用

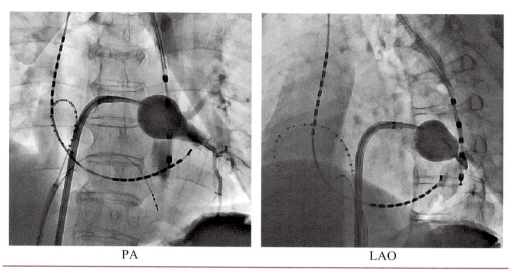

　　　　　　PA　　　　　　　　　　　　　　　LAO

図27　サーマルセンサーによる食道温度のモニター（LIPV口アブレーション時）

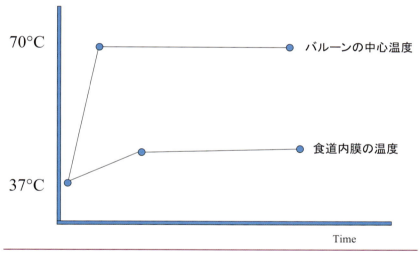

図28　食道内膜の温度とホットバルーン中心の温度の比較
LSPV：40.4 ± 1.6℃（38〜44℃）
LIPV：40.8 ± 1.6℃（38〜45℃）

　そこで冷却水としては冷蔵庫で5℃以下に冷却した生理食塩水と低浸透圧造影剤の混合液（3：1）約20ccを用いて，マーゲンチューブで食道内に連続的に注入し，食道壁を冷却することで，食道潰瘍の発生を防止することができる**（図31）**．食道温の上昇が急峻で冷却水注入回数が頻回に及ぶときは，バルーン中心温度を2〜3℃低くする．そうすると食道温の上昇は緩やかとなり，冷却水注入回数が少なくなる．バルーン中心温度を下げると，バルーン膜温度も下がって焼灼効果が減少するので，通電時間を30〜60秒延長する必要がある**（図32）**．
　サーモクール等の電極カテーテルによるアブレーションでは，組織温度は70℃を超えるので食道冷却水注入では食道潰瘍発生率に効果はないが，ホットバルーンアブレーションは発熱メカニ

133

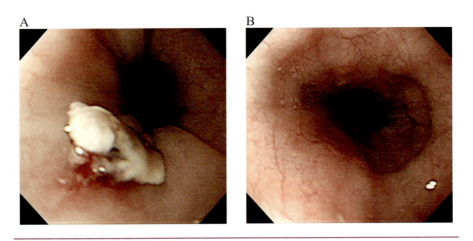

図29　アブレーション後に発生した食道潰瘍
（A）アブレーション後3日目：食道潰瘍を認める．
（B）アブレーション後35日目：完全治癒している．

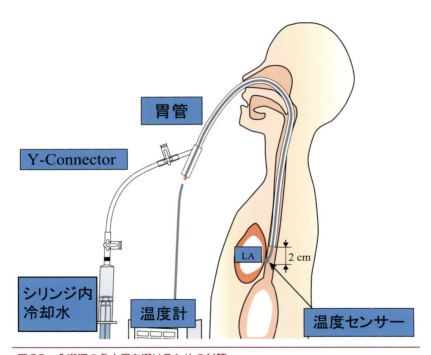

図30　食道温の急上昇を避けるための対策
食道内に温度センサーを挿入し食道温が上昇したら胃管を使い，冷却水（非イオン系造影剤と生理食塩水の混合液）を注入して，食道を冷やす．

ズムが異なり，熱伝導によるものなので，組織温度は70℃を超えることなく，冷却水注入の効果は高い．バルーンアブレーション後に内視鏡にて269例で連続観察を行ったが，冷却水注入しないときには13％に食道潰瘍の発生がみられたが，冷却水注入で食道温度を40℃以下に保ったときには潰瘍発生率はゼロであった（図33）．原子炉でも熱伝導による周囲への加熱なので，冷却水

Ⅳ部　アブレーション戦略・合併症・応用

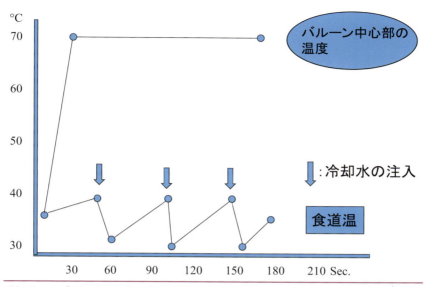

図31　アブレーション中の食道温に対する冷却水のクーリング効果とバルーン中心部の温度
食道温が39℃に達する度に冷却水を食道に注入する．

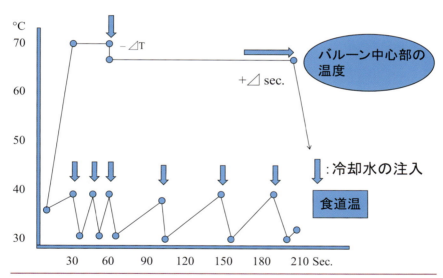

図32　アブレーション中の高頻度の食道冷却はバルーンの温度に影響する
頻回の冷却水の注入にもかかわらず，食道温がすぐ上昇するようならバルーンの中心温の設定を下げ，焼灼時間が延長するとしても頻度を下げるのがよい．

の循環によって炉心溶解を予防している．某社はこの冷却水の重要性を十分には共有していなかったため，メルトダウンを起こして大事故に繋がったと考えられる．

食道潰瘍の発生は左心房に穿孔して，食道－左房瘻を合併し，多発性塞栓や敗血症など重篤な結果を招くことがあるのでくれぐれも注意しなくてはならない．術後食事の際に嚥下痛を訴えた

食道への冷却	最高温度	食道潰瘍の発生数
(−)	≤ 45 °C	3/23 (13%)
(+)	≤ 43 °C	2/129 (1.6%)
(+)	< 40 °C	0/117 (0%)

図33　アブレーション中の食道温管理の違いによる食道潰瘍の発生数
全269症例において，ホットバルーン後に内視鏡で観察した食道潰瘍は安静と制酸剤で治癒されている．

ら，直ちに内視鏡検査をして，潰瘍があれば絶食として抗潰瘍剤を使用する必要がある．嚥下痛につづいて発熱や脳塞栓などが合併するときは，ただちに血液培養し，胸部CTにて食道周囲にエアーの有無を確認する必要がある．食道−左房瘻が疑われたら，外科医と相談し，確定したら手術に踏み切るのが最善の方法である．

4）脳梗塞とTIA

術前術後を通じて左心房内血栓には十分配慮する必要がある．左房内血栓があるとカテーテル挿入によりこれを飛ばして塞栓症をきたす．術前は少なくとも2週間以上抗凝固剤（ワーファリンあるいはNOAC）を継続する．ワーファリンを中止する場合はヘパリン皮下注に切替える．NOACは半減期により術前12時間から24時間前に中止する．術中はヘパリン静注によりACTを350秒前後に保つ．

術直後MRIを撮影すると，組織温度を制御できない通常法の左心房アブレーションでは数10％で無症候性の脳塞栓が認められるという．ホットバルーンアブレーションでは組織温度を70℃以下に制御でき，バルーン膜は抗凝固性であるので，理論的にはゼロであるが，実際には小塞栓が見られることがある．術中にカテーテルに付着する血栓や空気の混入によると考えられる．

5）心タンポナーデ

ホットバルーンは弾性に富んでいてアブレーション時にも表面温度が70℃を超えることはないので，ポップやコラーゲン組織溶解による心房穿孔をきたすことはない．しかし，カテーテル操作ミスによる心タンポナーデは起こりうる．心房中隔穿刺の際に注意が必要で，心房自由壁を穿孔すると心タンポナーデをきたす．卵円孔が開存していれば，その穴を通す．開存していなければ卵円窩にブロッケンブロー法にて中隔穿刺針をあて，穿刺する．左心房拡大があまりない例では心房壁に弾力性があるので注意する．このような場合，中隔穿刺針に高周波を通電すると容易に穿刺出来る．冠状静脈洞，ヒス束部位，大動脈起始部穿刺部位などにカテーテルを留置してこれを指標に穿刺する方法がある．中隔穿刺部の同定には心内エコーが最も有力なツールである．

セクター方式とラジアル方式があるが，後者が近接部位の映像は鮮明である．心房中隔卵円窩の最薄部が最も良い穿刺部位である．中隔瘤や腫瘍などが同定できる時はこれを避ける．

中隔穿刺を1回にとどめるときはガイドシースを介してまず診断用電極カテーテルを挿入し，バルーンカテーテルに交換してアブレーションし，最後に診断用カテーテルに交換して電位の消失を確認する．煩雑ではあるがカテーテルの左心房内での操作は容易である．

中隔穿刺を2回行ない，バルーンカテーテル用と診断カテーテル用の2本のガイドシースを同時に挿入すると，カテーテルを交換せずにアブレーションと診断の施行が可能である．迅速ではあるが，二本のガイドシースがぶつかり合い左心房内の操作がやや困難である．ラッソカテーテルによる心タンポナーデと僧帽弁腱索トラップには注意する必要がある．
正確に中隔穿刺を行なえば，心タンポナーデのリスクはいずれも低い．

次にマリンダイレーターを介してスパイラルガイドワイアーを挿入する．
外径17Fガイドシースの操作もガイドワイアーを先行させてゆっくりと行なう．
先端に抵抗を感じるときは無理をせず，サイドチューブから造影剤を注入し，先端造影を行なう．あるいは心内エコーを挿入し，エコー画像を見ながら操作する．PV口に挿入が困難なときは，7Fステラブル電極カテーテルを挿入して，探る．LSPVが蛇行したり，PV開口部が小さいときは，左心耳に挿入することがないよう注意する．左心耳は肉柱が発達していて厚く見えるが，肉柱間の心房壁は薄く，左心耳尖端は特に薄く，穿孔しやすい部位である．

心タンポナーデを起こしたら直ちにヘパリンの効果をプロタミンで中和し心嚢ドレナージセットを用いて排液を行なう．出血量が多いときはアルブミン製剤を投与し輸血を準備し，外科にコンサルトする．

6) 大腿静脈穿刺部位の血管合併症

17Fガイドシースを用いているので，穿刺部位の止血にはガイドシースが挿入された状態でたばこ縫合をかけ，抜去と同時に結紮するのがよい．穿刺部切開線にそって外側に一針，シースの下をくぐり，内側に一針かけ，切開線をまたぐようにして結紮して，切開創を左右から縫合する．縫合部は数日後に抜糸する．こうすると圧迫止血が必要なくなる．圧迫を長く続けると血栓を助長し，静脈内血栓が遊離して肺塞栓や奇異性塞栓をきたす．

7) 術後心内膜炎

アブレーション直後の組織は低温火傷の状態であり，内膜面も焼灼され，不安定な状態であるので，感染には十分な注意が必要である．血管穿刺部位の消毒や術後の抗生物質の投与は必要である．虫歯や膀胱炎や膣炎があるとここからも菌血症を起こし，感染性心内膜炎をきたすので，これら病巣には十分な注意を払う必要がある．焼灼部位は2～3ヶ月で線維組織に置換され，内膜は一層の内皮細胞で覆われる．術後不整脈もだんだんと治まってくる場合が多い．ここまでは適切なケアーをして気を抜かない方がよい．最後は患者さんの治癒力である．

4　ホットバルーンの応用

　高周波ホットバルーンは標的組織を広く均等に焼灼し，その深度も高周波通電時間とバルーン温度より推測できるので，従来のアブレーション方法より安全性が高く，有効性も高い．不整脈の治療だけでなく，血管形成術やガンの治療にも応用できる．

1）血管形成術への応用（図34）

　従来の経皮的血管形成術はバルーン加圧のみによって狭窄部を拡大するので，血管解離による急性閉塞があるため，多くの症例でステント留置が必要となる．ステントは金属の筒が主流であり，異物反応による血栓形成によるトラブルがつきものである．そのため生体吸収性ステントなどステントレスの時代を迎えている．

　図35，36にて示すごとく，PCI用のホットバルーンは血管内膜側より適切な加温が可能で

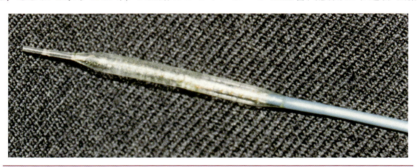

図34　PTCAホットバルーン

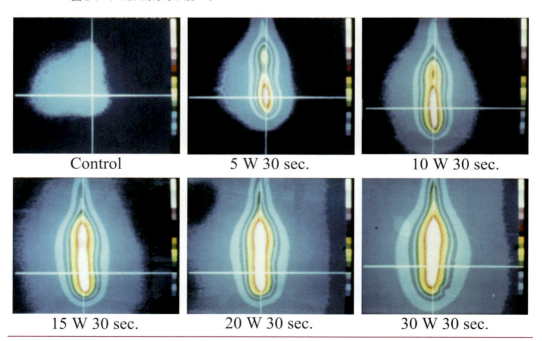

図35　PTCAホットバルーンの高周波通電時のサーモグラフィー

IV部　アブレーション戦略・合併症・応用

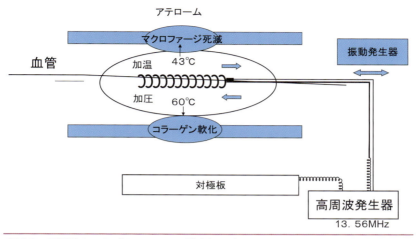

図36　高周波ホットバルーンによる狭窄部の治療

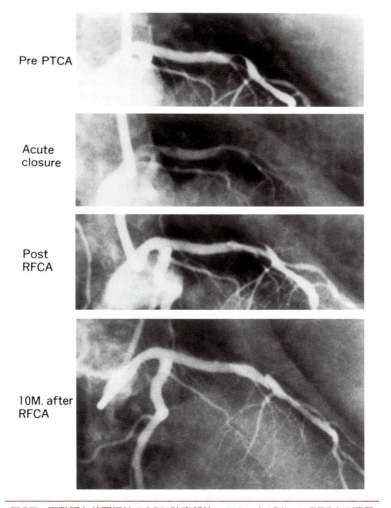

図37　冠動脈左前下行枝の90%狭窄部位へのホットバルーンPTCAの適用
10ヶ月後も血流の改善がみられる．

ある．高周波加熱により血管コラーゲンを加温しながら，5〜6気圧にバルーンを加圧すると，血管解離なく，容易に血管狭窄部の拡張が得られる．急性閉塞がないので，ステント留置なく血管形成が可能となる(図37)．アテロームの不安定要素であるマクロファージも43℃の加熱により死滅する．加熱にともなう内膜増殖による再狭窄が問題であるが，コラーゲン変性温度は45℃-70℃と低く，内膜増殖は抗がん剤パクリタキセルや免疫抑制剤と併用することにより抑制することが可能であろう．

2) ガンへの応用

ホットバルーンは内膜の上皮細胞から始まるガン細胞の撲滅にも威力を発揮する可能性がある．図38は膀胱内に経尿道的にホットバルーンを挿入し，膀胱内で生理食塩水と造影剤の混合液で直径30mmまで拡張して，70℃ 3分間高周波加熱したものである．摘出標本を見ると，ホットバルーン焼灼部位は貫壁性に凝固壊死を生じている(図39, 40)．ホットバルーンの焼灼深度は通電時間により調節できるので，ガンの浸潤度によって焼灼深度を変えればよいので，膀胱機能を残しながら膀胱癌の治療が可能となる．このバルーンは柔軟性に富んでいるので，気管支，食道，大腸や子宮の壁に密着して面でもって加熱焼灼することができるので応用範囲は広いと考えられる．

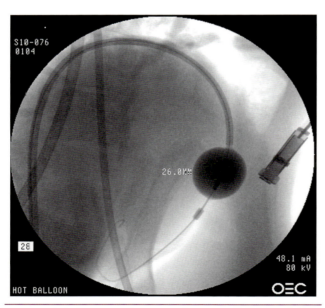

図33　膀胱壁のホットバルーンアブレーション
中心温度70℃ 5分間通電にて膀胱壁は内膜側より焼灼される．

Ⅳ部　アブレーション戦略・合併症・応用

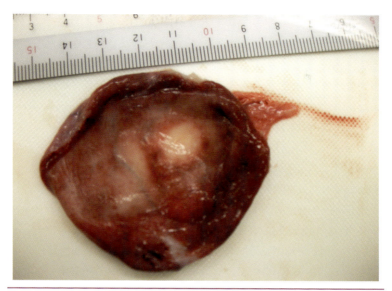

図39　アブレーションした膀胱壁内膜

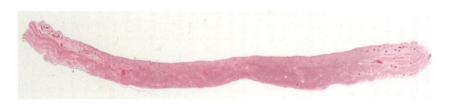

H.E

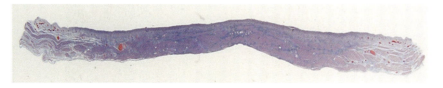

AZAN

図40　アブレーションした膀胱壁の組織
ヘマトキシリン エオジン染色とアザン染色にて貫壁性の焼灼を示す．

おわりに

　心房細動の主な発生源が肺静脈にあることがわかり，カテーテルアブレーションによる治療が始まり，20年近くが経過しました．発生源は肺静脈だけでなく肺静脈口周囲から左心房後壁，さらに大静脈間領域にも及ぶことも分かってきました．これらは同一の静脈洞原器から発生するもので，組織は類似しています．このような広い三次元的領域を少ないアブレーション回数で治療するために，点状焼灼する電極カテーテル法ではなく三次的焼灼するバルーンカテーテル法が適しています．

　ホットバルーンは20年以上前から構想し，16年前から東レと共同開発してきました．バルーンは薄いポリウレタンで出来ており弾性に富み，注入液量によって直径が変化します．破格の多い肺静脈口，左心房後壁や上大静脈間領域にも密着して焼灼しますので，発作性心房細動のみならず持続性や慢性心房細動にも応用可能です．この点，クライオバルーンやレーザーバルーンは左心房後壁を焼灼できませんので，持続的な心房細動に対する治療効果はいまひとつです．

　ホットバルーン表面温度は70℃未満と低く，その熱伝導により接触する組織を緩徐にアブレーションしますので，その深度は通電時間に比例します．これにたいして，クライオバルーンやレーザーバルーンは急激な温度変化により組織をアブレーションしますので，その深度を調節することが困難です．

　結論として，高周波ホットバルーンアブレーションは他のアブレーション法に比べて安全性と有効性が高く，心房細動治療の第一選択となると考えています．ただその使用法は電極カテーテルのとはかなり異なり，特有の合併症もありますので，20症例までは注意して使用することが必要と考えられます．

索　引

英数字

BOX Isolation	114
CARTO mapping	116
CARTOシステム	12
ECG	46
EP-Navigation System	37
EPナビゲーター	50
fast response	2
Irrigation Catheter	12
LA-PV接合部	36
Maze手術	7
Naチャンネルブロッカー	7
NOAC	6, 7, 136
Pill in the Pocket	7
Pulmonary Vein Isolation: PVI	9, 12
PV狭窄	43, 67
slow response	2
TIA	136
Triggered Activity	2

あ行

アテローム	140
アルコール	6
異常自動能	2
イリゲーション電極	12
インピーダンス	10, 11
うっ血性心不全	46
エアー抜き	29
横隔神経麻痺	128
横隔膜神経麻痺	67
横隔膜麻痺	46
温度勾配	10
温度の均一化	14

か行

撹拌	14
ガストログラフィン	132
合併症	123
カフェイン	6
ガン	138
緩徐伝導	3
貫壁性焼灼病変	24
凝固壊死	24
クライオバルーンアブレーション	20
血管合併症	137
血管形成術	138
血栓形成	15
血栓塞栓症	12
恒久的肺静脈隔離	43
抗凝固剤	6
抗凝固療法	6
高周波容量型加熱	13
広範囲肺静脈隔離法	9
抗不整脈剤	6, 7
コラーゲン融解	15

さ行

刺激伝導系	2
持続性心房細動	7
自動能	2
術後心内膜炎	137
焼灼実験	18
焼灼深度	17
上大静脈隔離	21
静脈洞原器	2
食道潰瘍	132
自律神経節	3
心陰影拡大	46
心エコー	46

心筋	3
心腔内エコー	37
心室不整脈	7
心タンポナーデ	12, 136
心内エコー	31
心房期外収縮	6
心房－胸部静脈間リニントリー	2
心房原器	2
心房細動アブレーション	7
心房不応期	6
スチームポップ	12, 15
スパイラルウェーヴ	120
接合部狭窄	43
穿刺針	31
前庭部広範囲焼灼	43
僧帽弁閉鎖不全	46
塞栓症	11, 15

た行

大静脈間領域ブロックライン	119
脱分極速度	17
ダルマ型	39
遅伝導	2
電気的興奮膜	17
洞結節様細胞	2
動物実験	21

な行

熱伝導	16
脳梗塞	15, 136

は行

肺静脈隔離	9, 23, 35
肺静脈破格	104
ビタミンK	6
不整脈構成因子	2
ブドウ糖液	30
ブロッケンブロー穿刺針	31
閉鎖不全	46
閉塞性肺静脈造影	23
ペースメーカー	3
膀胱	140
保存的治療, 心房細動	6
ボックスアイソレーション	116
発作性心房細動	6, 7
ホットバルーン	13, 24

ま行

マクロファージ	140
ミネラル	6

や行

薬物療法, 心房細胞	6

ら行

ラージチップ電極	24
ラージチップ電極カテーテル	10
ラジアル方式	31
リエントリー	2
リエントリー性不整脈	3
リモデリング	3

わ行

ワーファリン	6, 7, 136

【著者略歴】

佐竹修太郎（さたけしゅうたろう）

昭和44年12月	東京医科歯科大学　医学部卒業
昭和45年4月	東京医科歯科大学　第一内科　医員
昭和52年5月	東京医科歯科大学　第一内科　助手
昭和52年6月	米国　Philadelphia, Lankenau Hospital, research fellow
昭和56年4月	東京医科歯科大学　第一内科　医学部講師
昭和63年7月	横浜赤十字病院　循環器部長
平成12年19月	湘南鎌倉総合病院　心臓センター長
平成17年4月	葉山ハートセンター　不整脈センター長

日本不整脈学会　名誉会員　日本心電学会　評議委員

【主な著書】

『高周波カテーテルアブレーション―不整脈の最新治療』（メディカ出版，1994）

心房細動 ホットバルーン カテーテルアブレーション

2017年4月1日　第1版第1刷 ⓒ

著　　者	佐竹修太郎　SATAKE, Shutaro
発行者	宇山　閑文
発行所	株式会社金芳堂
	〒606-8425 京都市左京区鹿ヶ谷西寺ノ前町34番地
	振替　01030-1-15605
	電話　075-751-1111（代）
	http://www.kinpodo-pub.co.jp
制　　作	中西印刷株式会社

落丁・乱丁本は弊社へお送りください．お取り替え致します．

Printed in Japan
ISBN978-4-7653-1703-0

JCOPY ＜(社)出版者著作権管理機構 委託出版物＞

本書の無断複写は著作権法上での例外を除き禁じられています．複写される場合は，そのつど事前に，(社)出版者著作権管理機構（電話 03-3513-6969，FAX 03-3513-6979, e-mail: info@jcopy.or.jp）の許諾を得てください．

●本書のコピー，スキャン，デジタル化等の無断複製は著作権法上での例外を除き禁じられています．本書を代行業者等の第三者に依頼してスキャンやデジタル化することは，たとえ個人や家庭内の利用でも著作権法違反です．